Nahlah Saimeh

# Das liebe Böse

Warum wir gut sein wollen
und nicht können

*fischer & gann*

Nahlah Saimeh

# Das liebe Böse

Warum wir gut sein wollen
und nicht können



*Lektorat*
Dr. Richard Reschika

*Umschlag und Innensatz*
Kerstin Fiebig [ad department]

*Druck & Verarbeitung*
Aumayer Druck + Verlag Ges.m.b.H. & Co KG, Munderfing
Printed in the European Union

www.kamphausen.media

1. Auflage 2022

ISBN print 978-3-95883-562-7
ISBN eBook 978-3-95883-563-4

Bibliografische Information der Deutschen Nationalbibliothek
Die Deutsche Nationalbibliothek verzeichnet diese Publikation
in der Deutschen Nationalbibliografie; detaillierte bibliografische Daten
sind im Internet über http://dnb.d-nb.de abrufbar.

NAHLAH SAIMEH

# Das liebe Böse

WARUM WIR GUT SEIN WOLLEN UND NICHT KÖNNEN

fischer & gann

## Wie hat Ihnen das Buch gefallen?
## Teilen Sie gerne Ihre Meinung mit uns!

https://www.kamphausen.media/das-liebe-boese/t-9783958835627

---

**Mit Liebe zum Detail und für die Umwelt**

Die Übernahme von sozialer und nachhaltiger Verantwortung ist in unserem Denken und Handeln fest verankert. Daher achten wir bei der Auswahl unserer Inhalte auf Kompetenz, Relevanz, Sinnhaftigkeit und Qualität. So können wir mit Herz und Seele hinter unseren Büchern, Hörbüchern und Online-Angeboten stehen, die wir mit viel Liebe und Achtsamkeit bis ins letzte Detail fertigen.

 Wir drucken fast ausschließlich auf 100% Recyclingpapier

 Wir produzieren weitgehend klimaneutral

 Über 90% unserer Produkte fertigen wir in Deutschland

 Dadurch gewährleisten wir kurze Transportwege

Inspirationen, interessante und wertvolle Neuigkeiten, Wahres, Schönes & Gutes kannst du regelmäßig in unserem Newsletter erfahren oder auf unseren Social Media Accounts:
Hier findest du zu unserer Newsletteranmeldung:
www.kamphausen.media/ueber-uns/newsletter
Hier kannst du uns auf Facebook begleiten: www.facebook.com/weltinnenraum
Unser Instagram lautet: www.instagram.com/kamphausen.media

# Inhalt

## *Warum noch ein weiteres Buch zum „Bösen"? – Ein Vorwort*

Seit mehr als 20 Jahren spreche ich mit Menschen, die Verbrechen begangen haben. Als forensische Psychiaterin befasse ich mich mit dem Verhältnis von menschlicher Psyche und Delinquenz. In meinen True-Crime-Büchern habe ich verschiedene Fälle von Männern und Frauen geschildert, die auf ganz unterschiedlichen Wegen zu Straftäter*innen geworden sind. Meine Absicht war nie, schockierende Geschichten zur Unterhaltung auf Kosten von Opfern und deren Familien zu erzählen, Grusel auf Kosten von Täter*innen zu erzeugen oder Sensationslust zu bedienen. Alle von mir gewählten Fallgeschichten sind auf eine bestimmte Weise völlig unspektakulär. Es ging mir darum, Straftaten als das zu beschreiben, was sie sind, nämlich *menschliches* Verhalten und Ausdruck menschlichen Schicksals und Scheiterns. Menschen treffen eine grundlegend falsche Entscheidung. Solche grundlegend falschen Entscheidungen können mit den unterschiedlichsten Motiven zusammenhängen: die Trennung vom Partner, der Wunsch nach Nähe und Beziehung, die Verheimlichung von Schwangerschaften, Eifersucht auf einen anderen Erwachsenen oder gar auf ein Kind, Überforderung, Konkurrenzdenken, Habgier, feindselige Ideologien, materielle Sicherung des Überlebens in völliger sozialer Randständigkeit, übersteigertes Geltungsbedürfnis oder sexuelle Motive, um hier nur einige zu nennen.

Der Auftrag der forensischen Psychiatrie ist dabei klar: Es geht um die Erhebung der Biografie, die Nachzeichnung der sozialen Entwicklung, die Bedingungen, in die ein Mensch hineingewachsen und unter denen er groß geworden ist, die Beschreibung seiner Denk- und Verhaltensmuster, seiner persönlichen Lebensziele und Werte sowie seiner Besonderheiten wie z. B. Intelligenz, Impulskontrolle, Beziehungsgestaltung, Sexualität, Suchtmittelkonsum und die Feststellung oder den Ausschluss psychopathologischer Krankheitsmerkmale. Es geht um die Frage, ob jemand bei Begehung einer Tat psychisch schwer gestört oder nicht schwer gestört war, und es geht um das Erarbeiten eines Risiko-Profils in Bezug auf die Wiederholungsgefahr. Auch wenn das Vorgehen psychiatrischen Standards unterliegt, so ist doch jedes Gutachten immer der Versuch, einen Menschen als einzigartiges Individuum zu erfassen und zu beschreiben. Damit ist diese Tätigkeit Bestandteil eines Rechtssystems, das dem Täter seinen Subjekt-Charakter zuerkennt und ihn nicht zum bloßen Objekt rechtsstaatlichen Handelns macht.

Dieses Buch ist kein weiteres True-Crime-Buch. Mir geht es hier darum, mich von der klinisch-sachverständigen und konkret fall-bezogenen Tätigkeit zu lösen und mehr der übergeordneten Frage nachzugehen, warum wir als Menschen „böse" handeln, obwohl wir es doch im Grunde besser wissen. Diese Frage wird mir oft gestellt. Daher fasse ich meine Gedanken in diesem Buch zusammen. Ich möchte dabei auch die Grenzen betonen, an die die forensische Psychiatrie letztlich bei dieser Frage stößt. Die Frage nach dem Bösen ist eine multidisziplinäre Frage – keine Fachdisziplin kann sie erschöpfend alleine beantworten. Es ist ein bisschen so, als frage man einen Chirurgen nach einer komplizierten, aber gelungenen OP, warum der Patient irgendwann doch sterben wird. Der Chirurg kann nur sagen: *Meine Technik X oder Y trägt dazu bei, dass der Mensch nicht jetzt und nicht an dieser Ursache verstirbt.*

Damit bin ich schon beim Kernpunkt meiner Einschränkung: Ich kann Ihnen die Frage nach „dem Bösen“ nicht beantworten, denn ich müsste *mindestens* Theologin, Philosophin, Verhaltensbiologin, Genetikerin, Soziologin, Politikwissenschaftlerin, Ökonomin, Historikerin, Kriminologin und dann auch noch forensische Psychiaterin zugleich sein. Ich bin aber nur Letzteres. Und selbst wenn ich das alles wäre, würde ich mutmaßlich zum selben Ergebnis kommen: dass sich die Wurzel menschlicher Destruktivität nicht durch eine einzige Disziplin hinreichend erklären lässt, dass es aber auch in der Kombination der Disziplinen immer einen letzten Punkt gibt, der für unser menschliches Bewusstsein nicht erkennbar ist.

Mir ist es wichtig, keinen *wirklich* entscheidenden Unterschied zu machen zwischen Straftätern und Nicht-Straftätern. Auf einer alltäglichen Ebene ist uns allen klar, dass es einen Unterschied gibt zwischen einer Person, die z. B. ein Kind so schwer misshandelt, dass es stirbt, und Eltern, die ihr Kind liebevoll erziehen und betreuen.

Auf die Frage, warum Menschen sehr grausam sein können, antworte ich mittlerweile immer häufiger mit der Metapher vom „Rucksack“. Mich interessiert der „Rucksack“, mit dem wir geboren werden und der zum Teil festlegt, welche anderen Objekte im Laufe des Lebens in unseren Rucksack hineingelangen werden. Wir tun immer so, als ob sich der Straftäter vom Nicht-Straftäter kategorisch unterscheidet, als ob er einer anderen „Gattung“ angehört. Wir tun so, als ob sein „Rucksack“ niemals der eigene hätte sein können. Aber woher nehmen wir diese Sicherheit?

Mit dem folgenden Text möchte ich mit Ihnen, liebe Leser*innen, gemeinsam ein bisschen in einem solchen Rucksack herumkramen und seinen Anteil an der menschlichen Destruktivität beleuchten. Ich verknüpfe Gedanken aus verschiedenen Fachbereichen in der Absicht, *uns Menschen* als komplexe, störanfällige, fragile Wesen darzustellen, die zeitlebens der großen Ursehnsucht hinterherlaufen, deren Erfüllung man aber durch nichts erzwingen kann: der Sehnsucht nach einem komplett bedingungslosen Angenommensein.

### *Warum die Metapher vom „Rucksack"?*

Können Sie sich an Ihre Zeugung erinnern, oder zumindest an Ihre Geburt? Nein? Ich kann es auch nicht. Warum haben Sie die Eltern, die Sie haben? Warum haben Ihre Eltern das Kind gezeugt und geboren, als das Sie in die Welt gekommen sind? Das wissen Sie auch nicht? Das beruhigt mich, denn wenigstens in diesen Fragen scheinen wir einen Gleichstand des Nichtwissens zu haben.

Glauben Sie, dass Ihre Eltern sich Sie genau so, wie Sie sind und wie Sie als Kind waren, gewünscht haben? Exakt so? Ja? Na, vielleicht schummeln Sie ein bisschen, aber insgesamt haben Sie schon mal einen Rucksack aus robusterem Material, der Sie durch Ihr Leben begleitet. Jein? Das ist nun auch nicht so schlecht, denn dann haben Sie zumindest die wichtige Erfahrung im Leben gemacht, dass Sie trotz irgendwelcher Eigenschaften im Großen und Ganzen doch akzeptiert und geliebt wurden, wenn auch nicht *bedingungslos*. Mutmaßlich haben Sie in Ihrer Kindheit Vergleiche mit anderen Kindern zu hören bekommen, die irgendwelche vorzüglichen Eigenschaften hatten, die Ihren Eltern ins Auge stachen (während sie von den nervigen Eigenschaften Ihrer Spielkameraden natürlich nichts wussten). „Schau mal den Hans oder die Karin an, die sind so fleißig, warum bist Du nicht auch ..." Vielleicht gab es auch Kommentare in Bezug auf Ihr Äußeres. Solche Beispiele sind banal, und fast jeder kennt solche Vergleiche oder Bemerkungen, die auf ganz subtile Art und Weise die Botschaft einer Enttäuschung mitliefern, wenn sie sich stetig wiederholen. *Du bist zwar unser Kind, aber wir fänden es noch schöner, wenn Du diese oder jene Eigenschaft der anderen Kinder hättest.* Unser Selbstwert entwickelt sich – wenn es gut läuft – im Spannungsfeld zwischen liebevoller Zuwendung und angemessener Kritik, die uns erst dazu befähigen soll, uns selbst in Bezug auf unsere soziale Umwelt und unsere Fertigkeiten realistisch einzuschätzen. Gelingt das nur schlecht, werden wir im Leben mit einem narzisstischen Dilemma herumlaufen und uns ständig in unserem Selbstwert angegriffen fühlen. Wir benötigen so viel Zuwendung und Akzeptanz, damit wir lernen, mit notwendiger und angemessener Kritik auch vernünftig und konstruktiv umzugehen. Dabei macht eine kritische Rückmeldung nur Sinn in Bezug auf etwas, das ein Kind verändern und entwickeln kann. Ein Kind aufgrund äußerer Merkmale zu kritisieren ist grundlegend falsch.

Nun habe ich es oft mit folgenden Fragen zu tun: „Wie kann es sein, dass eine Mutter ihr Kind tötet?" oder „Wie kann es sein, dass der Vater den eigenen Sohn missbraucht?"

Diese Fragen nehme ich zum Anlass, mit Ihnen eine kleine Imaginationsübung zu machen. Aber Vorsicht: Ich muss Sie vorher warnen. Es wird unangenehm. Stellen Sie sich einmal vor, was es für Sie bedeuten könnte, unter folgenden Umständen ins Leben zu treten:

Ihre Empfängnis ist das Produkt einer Vergewaltigung. Sie sind der Sohn oder die Tochter einer 15-Jährigen, die durch den eigenen Vater sexuell missbraucht wurde. Sie haben also Vater und Großvater in ein und derselben Person, und zwar sowohl mütterlicherseits als auch väterlicherseits. Nun ist es so, dass die Mutter Ihrer Mutter, also Ihre Großmutter mütterlicherseits, eifersüchtig auf Ihre Mutter ist, weil die nämlich sexuelle Kontakte mit dem eigenen Ehemann (Vater) hat und Sie daher als Enkelkind schon aus dieser grundlegenden Eifersucht abgelehnt werden. Die Mutter Ihrer Mutter begreift nicht, dass ihre Tochter Opfer eines Inzests ist, vielmehr sieht sie in ihr eine aggressive Konkurrentin. Ihrer Mutter wird unterstellt, den eigenen Vater verführt zu haben.

Nun verlegen wir diese Szenerie obendrein in eine Kleinstadt oder einen ländlichen Bereich, wo das Leben des Einzelnen einer stärkeren äußeren sozialen Kontrolle unterworfen ist als in einer Metropole. So gibt es gleich mehrere Dinge in dieser Familie zu verheimlichen: Der missbrauchende Vater wird den Missbrauch seiner Tochter mehr oder weniger heimlich, vielleicht auch mehr oder weniger offen vor der Ehefrau begehen. Nehmen wir an, die Ehefrau weiß das, schweigt aber – aus welchen persönlichen und biografischen Gründen auch immer. Die Tochter schweigt auch, weil die oberste Regel in der Familie ist, dass familiäre Dinge in der Familie bleiben. Vielleicht hat sie auch Angst vor gravierenderen Folgen. Man kann davon ausgehen, dass sich alle darin einig sind, dass die Nachbarn davon nichts wissen sollen.

Die 15-Jährige wird schwanger und ist sowohl vom Alter ihrer Schwangerschaft als auch von den sozialen Umständen her in einer extremen Lebenssituation. In der Schule, sofern sie diese noch besucht, wird sie eine Sonderstellung haben und lügen müssen. Vielleicht wird sie auch als obdachlose Jugendliche leben, während Sie im Bauch dieser noch sehr jungen Frau heranwachsen, die sich aber – eingedenk des Missbrauchs, aus dem Sie entstanden sind – nicht sonderlich über Sie freut. Sie wird Sie neun Monate lang mit emotionaler Missachtung strafen, wenn nicht sogar mit Ablehnung. Ihre Mutter hat alle möglichen Probleme am Hals und keine Zeit, ihre Aufmerksamkeit auch noch auf Sie zu richten. Vielleicht trinkt sie auch oder nimmt Drogen oder kombiniert beides, sodass Ihr Gehirn bereits ab der dritten Lebenswoche im Mutterleib, also sehr frühzeitig, in Kontakt mit schädlichen Substanzen kommt. Das wird sich negativ auf Sie auswirken. Schon an dieser Stelle würde ich sagen: Die Wahrscheinlichkeit, dass Sie 18 Jahre später Abitur machen und studieren oder einen qualifizierten Lehrberuf ergreifen werden, sinkt deutlich.

Wenn Sie mit einer frühkindlichen Hirnschädigung auf die Welt kommen, weil Ihre Mutter während der Schwangerschaft Alkohol getrunken hat, wird in Ihrer allerersten medizinischen Akte „Alkoholembryopathie (AE)“ oder „Fetales Alkoholsyndrom (FAS)“ stehen. Sie werden mutmaßlich eine Asymmetrie des Gesichtsschädels haben, vielleicht einen Herzfehler, Bewegungsstörungen und eine Beeinträchtigung Ihrer intellektuellen Fähigkeiten. Rund 10.000 Kinder im Jahr kommen mit einer solchen angeborenen Reifungsstörung zur Welt.

Nun entwickeln wir die Geschichte mal in zwei Richtungen weiter, wobei wir hier Besonderheiten wie das FAS beiseitelassen: In der Variante Nr. 1 kommen Sie im Rahmen einer verheimlichten oder vernachlässigten oder sogar negierten Schwangerschaft nach rund neun Monaten an irgendeinem anonymen Ort auf die Welt, z. B. in einer Zugtoilette, und werden dort einfach liegen gelassen, bis Sie gefunden werden. Hier gibt es bereits wiederum zwei Varianten. Variante 1.1.: Sie wurden direkt nach der Geburt getötet oder einfach Ihrem Schicksal überlassen und vielleicht notfallmäßig anonym in eine Neugeborenen-Station gebracht. Die Kindsmutter in der Variante 1.1. ist zu einer jungen Frau geworden, die einen sogenannten Neonatizid begangen hat, die Tötung ihres Neugeborenen innerhalb von 24 Stunden. Sie hat ein Opferschicksal und ein daraus erwachsenes Täterinnen-Schicksal. Für Sie persönlich ist die Betrachtung Ihrer eigenen weiteren Entwicklung hier naturgemäß bereits zu Ende. Variante 1.2.: Ihr Leben geht weiter, wenn Sie als anonyme Geburt rasch in ein Pflegeheim kommen oder einer

Pflegefamilie vermittelt werden, vielleicht auch adoptiert werden. Sie sind aber kein unbeschriebenes Blatt am Tag 1 Ihres Lebens. Sie haben in emotionaler Hinsicht bereits eine Lebenserfahrung von neun Monaten. Ihre Mutter wird wenig mit Ihnen gesprochen haben, wird Ihnen eher nicht Mozart vorgespielt haben. Es gibt Hinweise darauf, dass die vorgeburtliche Beschallung mit Musik die Gen-Expression beeinflusst. Bei Ihnen war das nicht der Fall. Ihre Geburt ging vielleicht sogar relativ schnell vonstatten, da der Körper Ihrer Mutter froh war, Sie endlich loszuwerden. Für Ihr späteres Leben ist all das von Bedeutung. Nichts in Ihrem späteren Leben wird zwangsläufig sein, aber die Mühewaltung, die es Sie kosten wird, einen einigermaßen geraden Lebensweg zu gehen, wird viel größer sein als für ein Kind, das in einem Moment großer Innigkeit zweier Menschen mit hoher sozialer und emotionaler Kompetenz entstanden ist. Ihr späteres Leben gestaltet sich – selbst angesichts vieler Möglichkeiten, zu scheitern oder Schicksalsschläge zu erfahren – auf einem anderen Fundament, wenn Sie frei von Alkohol und Drogen heranreifen konnten und die Mutter oder die Eltern Ihnen schon in den ersten neun Monaten Ihres sehr geschützten Lebens freundliche Dinge zuflüsterten, vorlasen oder Musik vorspielten, die ihnen gefiel.

Wir sind aber mit den Varianten in diesem Drama noch nicht ganz am Ende.

Wir spielen mal den Fall durch, dass die 15-Jährige doch irgendwie im Elternhaus ihre Schwangerschaft verlebt. Die unterschiedlichen denkbaren Variationen in Bezug auf das Verhalten des missbrauchenden Vaters lasse ich jetzt mal völlig unberücksichtigt (also die Frage, ob z. B. der Missbrauch an der schwangeren Tochter weitergeht ...). Nur am Rande: Für Ihre Entwicklung ist auch das Maß der sonstigen Gewalterfahrung und Angst bedeutsam, die Ihre Mutter hatte, als sie mit Ihnen schwanger war. Ihr eigenes genetisches Aktivitätsmuster wird danach ausgerichtet und bestimmt Ihr Temperament.

Nun ist unsere kleine Imaginationsübung, die Elemente aus meiner Tätigkeit umfasst, aber noch nicht zu Ende. Denn es muss für diese Familie erst eine Geschichte konstruiert werden, wer der Vater bzw. die Mutter des Kindes denn offiziell sein soll. Auf jeden Fall werden Sie irgendwann geboren, medizinisch ordentlich versorgt und kommen in den Haushalt ihrer Eltern-Großeltern. Damit ist Ihr Schicksal aber noch nicht zum Guten gewendet, denn nun wird eine neue Lüge ersonnen, die Sie von Beginn an irreleiten wird und die dazu führt, dass Sie Ihren eigenen Emotionen in Bezug auf Gefühle für andere Menschen grundlegend misstrauen müssen, weil etwas nicht zusammenpasst: Ihre Großmutter wird Ihnen als Ihre Mutter verkauft. Ihre eigene leibliche Mutter wird Ihnen als die große Schwester vorgestellt und Ihr leiblicher Vater, der ja zugleich Ihr Großvater ist, wird Ihnen als Vater präsentiert (was ja immerhin *auch* stimmt). Während die männliche Person in dieser Aufstellung zumindest teilweise korrekt dargestellt wird, trifft dies für die Rollen, welche die beiden weiblichen Personen ihnen gegenüber spielen, nicht zu. Es handelt sich vielmehr um eine komplette Lügengeschichte. Beide Frauen, die sich nun um Sie als Kind kümmern (Ihre Großmutter mehr als Ihre Mutter) belügen Sie im Hinblick auf Ihre und die eigene Identität. Sie sind ein „Bastard" oder – um es etwas zeitgemäßer zu formulieren – eine „Hurentochter". Weder Ihre „Schwester" will Sie, noch Ihre „Mutter" ist über Sie erfreut. Beide erfüllen lediglich eine minimale soziale Pflicht, wenn sie Ihnen Obdach, Kleidung und Essen gewähren und Sie einigermaßen durch den Alltag bringen. Mit ein wenig Glück in dieser ganzen furchtbaren Konstellation wird zumindest noch Ihr leiblicher Vater Ihnen zugetan sein. In Anbetracht dessen, dass er die eigene Tochter missbraucht, ist aber auch seine Persönlichkeit eine schwierige. Wenn Sie als Sohn auf die Welt kommen und irgendwann die ganze Story erfahren, wird das Ihre emotionale Wertschätzung von Frauen nicht unbedingt steigern, weil Sie sich über Jahre hinweg von beiden Frauen belogen fühlten (und auch belogen worden sind). Was das für Sie später als Mann bedeutet, insbesondere wenn Sie heterosexuell sind, können Sie sich in Bezug auf Liebesbeziehungen, Partnerschaft, Elternverantwortung etc. vielleicht vorstellen. Als Mädchen werden Sie von zwei Frauen betreut, die Sie ablehnen, die aber auch die Realität durch Raffinesse verändern. Schwer vorstellbar, dass Sie lernen, dass Aufrichtigkeit in menschlichen Beziehungen ein wichtiger Wert ist.

Ihre Imaginationsübung ist hier beendet.

Verhältnisse wie diese sind nicht die Regel, sondern die Ausnahme. Wenn mir aber Fragen gestellt werden, warum eine Mutter ihr Kind oder ein Mann das Kind seiner Freundin tötet, dann betreten wir häufig genau diese bzw. ähnliche sozialen Gefilde.

Warum mute ich Ihnen zu Beginn dieses Buches diese sehr unerfreuliche Imaginationsübung zu? Ich will Ihnen weder schlechte Laune machen noch Sie provozieren, sondern Sie an die Hand nehmen und Ihnen vermitteln, dass wir selbst *der andere* sein könnten. Mit unserer Geburt als Kind eines anderen Milieus haben wir Glück gehabt. Die Frage nach den Ursachen für „Böses“ ist immer unausgesprochen eine Frage nach dem „Handeln der anderen“. Befragen Sie zu den Ursachen doch einfach sich selbst. Dann könnten Sie es wissen.

Wir können naturwissenschaftlich sehr gut erklären, warum die Wahrscheinlichkeit, selbst dissozial zu werden, größer ist, wenn wir dissoziale Eltern haben. Wir können den Erziehungsstil dissozialer Eltern beschreiben, wir können genetische Muster und die Aktivität von Transmittersystemen bei Störungen der Aufmerksamkeit oder Ärger-Regulation beschreiben. Das ist alles gut und wichtig und macht Sinn. Wissenschaft trägt zur Versachlichung und zum Begreifen der Welt bei. Aber *warum* ausgerechnet *dieses* menschliche Wesen *in diese Verhältnisse* hineingeboren wird und warum es a) kriminell werden wird oder b) trotz extrem ungünstiger Bedingungen nicht auffällig wird, können wir nicht begründen. Wir beantworten die Frage, warum ein Kind als Mädchen in einem bestimmten Milieu geboren wird, mit dem Hinweis auf die Tatsache, dass der Chromosomensatz 46 XX lautet. Das ist richtig. Und wir wissen, dass das Kriminalitätsrisiko bei weiblichen Personen geringer ist. Aber warum wird in diese Familie ein Mädchen hineingeboren, das nicht straffällig wird, und ein Sohn, der später einen Großteil seines Lebens in Haft verbringen wird? Es ist einfach so. Das hat nichts mit „Gerechtigkeit“ zu tun.

Es ist leicht einzusehen, dass vor dem Hintergrund dieser Rahmenbedingungen Ihrer Existenz auch Ihre gesamte weitere Entwicklung und Erziehung, Ihre gesamte Prägung durch das Milieu, Ihre Fähigkeit, Emotionen zu regulieren und sich aufgrund vernünftiger Überlegungen zu verhalten, davon beeinträchtigt werden. Die Wahrscheinlichkeit, dass Sie mit Startbedingungen wie den oben geschilderten später selbst ein liebevoller Vater, eine liebevolle Mutter werden, ist eher gering. Wenn Sie über sehr viel Energie, eine gute Intelligenz und Raffinesse verfügen, könnten Sie es vielleicht irgendwo auf der Welt noch zum Drogenbaron oder Diktator bringen (als Mann zumindest), aber zum Spitzenpolitiker in einer westlichen Demokratie sicherlich nicht, weil Sie dafür Eigenschaften benötigen, die Sie unter den skizzierten Bedingungen nicht entwickeln werden. Ich beschreibe hier nur die recht wahrscheinlichen Konsequenzen für Ihr Leben, die sich bereits andeuten, wenn Sie noch im Brutkasten schlafen.

Wir tragen Verantwortung für unser Leben, unsere Gedanken, unsere Wünsche und unser Handeln. Diese tragen zu dürfen ist ein Privileg der inneren Freiheit. Sie ist unser höchstes Gut für uns als Menschen. Welche Bedingungen und Ausgangsfaktoren wirken daran mit, *wie* wir mit dieser Verantwortung und Freiheit im Leben umgehen und damit konstruktiv oder destruktiv (oder manchmal sowohl als auch) handeln?

Als Menschen sind wir Möglichkeitswesen, und die Möglichkeiten, die in uns angelegt sind, entstehen im Wechselspiel mit den Bedingungen, unter denen wir uns entwickeln, emotionale Erfahrungen machen, unsere Emotionen regulieren lernen, unser Sicherheitsgefühl in der Welt entfalten, unsere Ansichten über Leben und Menschen bilden.

Ich treffe immer wieder Menschen, bei denen ich sicher bin, dass sie unter anderen Bedingungen einen anderen Weg eingeschlagen hätten. Bei diesen Personen sind Ressourcen in der Entwicklung erkennbar, die sie befähigen werden, irgendwann auch außerhalb von Haftanstalten ein einigermaßen normales, straffreies Leben zu führen. Bei ihnen zeigt sich zumindest ein Kern prosozialer und emotionaler Ansprechbarkeit. Bei anderen Personen scheinen hingegen persönliche Charaktermerkmale einen kriminellen Lebensweg sehr konsequent zu befördern und die Begehung von Straftaten wird geradezu zum Ausdruck einer Grundhaltung zur Welt und zu anderen Menschen.

Kein Mensch ist „nur böse“ und auch nicht 24 Stunden 365 Tage im Jahr. Selbst wenn man sich einen Menschen wirklich als maximales Scheusal denken würde, so wäre er doch zum Zeitpunkt seiner Geburt und in den ersten Monaten seines Lebens und ohne Zweifel auch während seines Sterbeprozesses nicht (mehr) böse. Wenn wir in die Welt hinein- und wieder aus ihr heraustreten, halten wir uns also jenseits der Kategorien von Gut und Böse auf. Das sind aber spezielle Phasen unserer Existenz mit speziellen Möglichkeiten bzw. Nicht-Möglichkeiten des Handelns und außergewöhnliche Bewusstseinszustände, über die wir naturgemäß während unserer Lebenszeit dazwischen keine Auskunft geben können.

„Wir sind Bewusstsein“[1], schreibt Markus Herrmann. Der Beginn der Persistenz beginnt nicht mit dem biologischen Organismus, sondern erst mit dem Bewusstsein, das dieser biologische Organismus entwickelt, beginnt unsere Persistenz. Wenn unser Organismus endet, endet unsere Persistenz. Ohne Bewusstsein sind wir nicht mehr und ohne dieses spezielle Bewusstsein können wir auch nicht böse handeln. Das würden wir wohl unterschreiben. Ein tiefgläubiger Christ würde sich mit der Aussage in letzter Konsequenz nicht zufriedengeben können, würde damit aber auch den Raum physikalischer Welterklärung verlassen und wieder den Bereich der Meta-Physik betreten.

Für unser Leben können wir jedoch festhalten: Das „Gute“ und das „Böse“ sind an Bedingungen gebunden, die zwischen diesen beiden Polen unserer Existenz gelten: an ein Bewusstsein und an eine Fähigkeit zum absichtsvollen Handeln sowie an der Befähigung zum Handeln selbst. Mit Handeln meine ich auch ein Sich-Ausdrücken bzw. etwas veranlassen. Sie müssen z. B. nicht selbst schießen, sondern könnten einen Killer anheuern, der die Sache für Sie erledigt. Doch dann sind Sie der Auftraggeber. Sie treffen eine Entscheidung und setzen damit eine Handlung in Gang. Damit sind böses Handeln und das Treffen einer bösen Entscheidung eben auch an Bewusstsein gebunden und an die materiellen Voraussetzungen, diese dann umsetzen zu können. Die Bedingung für die Realisierung von „Bösem", also das In-Erscheinung-Treten von „Bösem" ist folglich das Existieren von „Materie".

Wir können das Phänomen des „Bösen" auch nur an den grobstofflichen Auswirkungen in der Welt erkennen. Der „böse" Gedanke, der nervige Nachbar möge in seinem Garten augenblicklich tot umfallen, tritt nicht in Erscheinung, weil der Nachbar weiter im Garten fröhlich seinen Rauchschwaden erzeugenden Grill betätigt.

Die Frau, die anonym auf der Zugtoilette ihren Säugling in der WC-Schüssel liegen lässt, erzeugt natürlich erst mal Entsetzen, weil sie faktisch ein völlig schutzloses Wesen ausliefert und dem Urbild der Mutter so eklatant widerspricht. Die Imaginationsübung, auf die Sie sich eingelassen haben, vermittelt Ihnen aber, welche emotionale Innenwelt und welche Ressourcen Sie haben, wenn Sie unter den soeben skizzierten Bedingungen 15 Jahre alt wären. Selbst wenn Sie zeitweilig irgendein Nähe-Gefühl zu Ihrem Kind hätten, so hätten Sie doch auch immer die Erinnerung an die gewaltsame Entstehung und würden in dem Kind auch die 50 % des biologischen Erzeugers sehen, den Sie ablehnen werden. Was bedeutet es für Sie als junge erziehende Mutter und Ihr eigenes Leben? Und was bedeutet es für das Kind, wenn dieses als Ursache dafür angesehen wird, dass die junge Mutter ihren eigenen Lebensweg als beeinträchtigt erlebt? Das Kind, das unter diesen Umständen zur Welt kommt, führt ein

Leben, das von einem anderen Menschen als Störfaktor wahrgenommen wird – und zwar von dem Menschen, der emotional für die eigene Entwicklung die größte Bedeutung hat.

An diesem kleinen Beispiel zeigt sich aber noch etwas anderes: Der Gedanke, man hätte ein „anderes Leben" führen können, wenn nicht dies oder jenes passiert wäre, ist menschlich, und wir kennen wohl alle diese gedanklichen Konstruktionen des „was wäre gewesen, wenn...", doch dieser Gedanke macht nur Sinn, wenn man annimmt, dass man über seinen Lebensweg vollständig selbst entscheiden kann. Dies ist jedoch eine Illusion. Die 15-Jährige mit dem Kind hat das Leben einer 15-Jährigen mit Kind. Sie *ist* das Leben einer 15-Jährigen mit Kind.

Wenn wir also der Frage nachgehen wollen, warum wir alle gut sein wollen und warum dies trotzdem so schwer ist, müssen wir – meiner Meinung nach – zunächst die innere Logik persönlicher Entwicklung begreifen. Dies setzt eine Perspektivenübernahme voraus, weil es zugleich zum puren und ungeschminkten Kontakt mit den eigenen Grundbedürfnissen als Mensch hinführt. Die Einfühlung führt wiederum zu dem Gedanken, dass ich selbst der andere sein könnte, und umgekehrt. Auch hierzu will ich noch eine kleine, aber bewusst spielerische, ja absurde gedankliche Empathie-Übung mit Ihnen machen.

Da Sie und ich ja nicht wissen, warum wir mit welchem „Rucksack" auf die Welt gekommen sind, nehmen wir mal das folgende verrückte Spiel an: Denken Sie sich eine Art „vorgeburtliches Jenseits", in dem wir alle miteinander um eine definierte Anzahl von Rucksäcken mit definierter Ausstattung balgen oder Losnummern ziehen. Es gibt nur x Rucksäcke mit super Inhalt (z. B. erkennbar an der Aufschrift „Glücklicher

Mensch“ oder „Liebender“), nur y Rucksäcke mit mäßig guter Mischung (z. B. erkennbar an der Aufschrift „Moderat akkurat“) und es gibt eine Anzahl z Rucksäcke, die wirklich eine üble Ausstattung haben (z. B. mit dem Aufdruck „Echt schlecht“ oder „Gähnende Leere“ oder „Eisherz“ oder dergleichen). Es wird also in unserem kuriosen Gedankenspiel Menschen geben, die mit dem Rucksack z geboren werden, *weil* sich ein anderer bereits das Modell x oder y gesichert hat. In meinem kuriosen Denkspiel trägt einer den fiesen Rucksack, weil Sie einen besseren tragen. Ich meine das nicht ökonomisch oder sozial im alltäglichen Sinne. Ich meine es in einem existenziellen Sinne. Mitgefühl für Ihr späteres Gegenüber wäre in jedem Fall ein feiner Zug, aber auch nicht unbedingt mehr.

Strafrechtliches Verhalten bedarf der Sanktionierung. Eine Gesellschaft benötigt für alle Mitglieder der Gesellschaft verbindliche Regeln, Festlegungen, Gesetze und die Kontrolle der Einhaltung. Das ist völlig klar. Aber – und das ist der Kern eines humanistischen Rechtsstaatsprinzips – der Mensch bleibt Mensch, und zwar auch dann, wenn er grundlegend scheitert. Es geht mir nicht um den alltäglichen Begriff von „Verständnis haben“ für etwas. Damit befasse ich mich nicht, weil ich mich zu einer subjektiven Bewertung aufschwingen würde, die mir nicht zusteht. Mir geht es um Betrachtung und Beschreibung und um eine Untersuchung einiger weniger Gepäckstücke in einem unendlich vollen Rucksack, mit dem wir die Gestaltung unseres Lebens bestimmen.

Ob man sich den Rucksack überhaupt – und wenn ja, in welchem Ausmaß – selbst auswählen kann, ist eine Frage der Weltanschauung. Meine Ausführungen sollen frei von einer weltanschaulichen Festlegung bleiben. Selbst wenn man sich die Rahmenbedingungen seiner leibgebundenen Existenz schaffen könnte, wäre es doch so, dass man davon im realen Leben nichts wüsste, weil es einem ja nicht bewusst wäre.

Wir kommen mit Eigenschaften und unter Bedingungen auf die Welt, die wir uns nicht selbst aussuchen, und daher sollten wir versuchen, auch unserem Gegenüber möglichst unter dieser Prämisse zu begegnen. Das ist im Alltag nicht immer einfach, und natürlich kennen wir alle Sympathien und Antipathien, aber jeder von uns ist für irgendeinen anderen Menschen ein Ärgernis.

Ich bleibe für unsere weiteren Betrachtungen bei der Denkfigur, dass wir Individuen sind, die aus einer unendlichen Zahl genetischer Möglichkeiten durch die Vereinigung von Ei- und Samenzelle entstanden sind, und dass wir im Grunde Zufallsprodukte einer genetischen Neukombination sind, die sich in einem komplexen sozialen Bezugssystem eingenistet hat. Sie kommen nicht als weißes, unbeschriebenes Blatt Papier auf die Welt. Sie bringen bereits eine bestimmte Partitur mit. Wie dann die gesamte Melodie klingt, ist eine Frage der Orchestrierung, der Virtuosität des Spiels, der Wahl der Musikinstrumente etc. Von daher gibt es immer noch eine ganz beträchtliche Variationsbreite der Musikstücke, die auf derselben Partitur beruhen.

Dadurch, dass ich mich auch in diesem Buch auf Phänomene grundlegender Destruktivität beziehe, müssen Sie und ich uns nicht mit Definitionen aufhalten, was z. B. eine Straftat ist. Das ist von Kultur zu Kultur und von Zeit zu Zeit in vielen Facetten ohnehin unterschiedlich. Denken Sie an Ehebruch, Vergewaltigung in der Ehe oder einvernehmliche homosexuelle Kontakte unter Erwachsenen. Vom Tod durch Steinigung bis zu null Sanktionen ist auf der Welt alles vertreten. Sogar in Demokratien des 21. Jahrhunderts wird noch die Todesstrafe ausgesprochen. Das ist alles eine Sache menschlicher Festlegungen und Vereinbarungen, die im Einzelfall natürlich für großes individuelles Leid sorgen. In der Regel befassen wir uns mit der Frage nach dem „Bösen“ vor dem Hintergrund der Definition von Straftaten innerhalb unseres jeweiligen Rechtssystems und Kulturraums.

Niemand hat bei der Frage nach dem „Bösen“ übrigens Straftaten im Kopf wie Schwarzfahren, Ladendiebstahl oder Zechbetrug. Wir alle denken beim „Bösen“ letztlich an Mord und Totschlag, nicht zuletzt wohl auch an Krieg, an schwerwiegende sexuelle Gewalt oder (hoffentlich) auch an böse Intrigen und Lügen, die Menschen zerstören können. Wenn ich darüber nachdenke, in welchen Fällen meine Kollegen und ich z. B. regelmäßig angerufen werden mit der Bitte um Kommentierungen, Einordnungen und Stellungnahmen, dann beziehen sich diese Anfragen im Grunde immer auf Tötungsdelikte in unserer Gesellschaft oder allenfalls noch auf fanatisch motivierte Terrorakte, aber z. B. nicht auf die täglichen Nachrichten über Tötungen in Bürgerkriegen oder Kriegen, weil wir die Nachricht von getöteten Menschen in diesen Kontexten als implizit zur Kenntnis nehmen. Kurzum: Das kollektive Entsetzen über einen *gewaltsamen* Tod ist sehr kontextabhängig. Eine Anfrage zur psychiatrischen Einschätzung von Fehlbezichtigungen habe ich noch nie gehabt. Die Folgen für das Opfer einer solchen Fehlbezichtigung können aber ähnlich gravierend sein wie die Folgen für ein tatsächliches Opfer schwerer Gewalt.

Wenn wir über „das Böse“ nachdenken, begeben wir uns auf eine andere Ebene als der naturwissenschaftlichen oder rein juristischen, denn die Rechtswissenschaften definieren, was in einer Gesellschaft als unrechtmäßiges Verhalten gelten soll. Sie legen konkrete *Erscheinungsformen* des Bösen auf der *Verhaltensebene* fest. Bestraft wird ein Verhalten, kein bloßer Gedanke. Gedanken können aber zur Umsetzung von Straftaten führen, und zwar vor allem dann, wenn sie sich verfestigen und immer wieder durchgespielt werden.

Je länger ich mich aus forensisch-psychiatrischem Blickwinkel mit der Frage, was „das Böse“ nun sei und warum wir „Böses tun“, befasse, desto mehr weiß ich um meine „déformation professionelle“. Es gibt den in Variationen kolportierten Spruch: „Für den, der nur einen Hammer hat, ist die Welt ein Nagel.“ Psychologie, Genetik, Epigenetik, Physiologie und Verhaltensbiologie erklären die „materiellen“ ( leibgebundenen) Prinzipien menschlichen Verhaltens. Das Nachdenken über „das Böse“ geht aber weit über die jeweiligen Strafrechtskataloge von Ländern und Kulturen hinaus und beschäftigt Menschen seit jeher, weil sich in der Frage die Sehnsucht nach dem Erkennen und Begreifen der Welt spiegelt. Darin ist die ewige Frage nach dem „Bösen“ dem Nachdenken über das Urprinzip der „Liebe“ in der Welt ähnlich. Vielleicht haben ja beide Urthemen der Menschheit unmittelbar miteinander zu tun, vielleicht ist die Frage nach dem „Bösen“ zugleich auch die Frage nach der „Liebe“? Wenn „das Böse“ aus der Ursehnsucht nach *der Erfahrung*, nach dem *Gewahrwerden* eines bedingungslosen Angenommenseins resultiert, dann fallen die Quellen für „Liebe“ und „Böses“ in eins und sind mehr Gegenstand theologischer Betrachtungen im weitesten Sinne.

Ich bleibe daher gerne bei der Metapher des Rucksacks, weil das immerhin meiner Profession am Nächsten kommt. Und ich versuche, aus diesem Blickwinkel zu erklären, warum es Menschen mehr oder weniger schwerfällt, mit dem bewussten Erleben von Getrenntsein umzugehen.

Wir kennen von Bahnhöfen und Flughäfen die Durchsage: *„Lassen Sie Ihr Gepäck nicht unbeaufsichtigt!"* Die Verantwortung, die wir als Erwachsene im Leben haben, besteht darin, mit dem Rucksack vernünftig umzugehen, andere Leute nicht unnötig durch unser eigenes Gepäck zu belasten und von Zeit zu Zeit kritisch zu schauen, welches Element man herausnehmen und wegwerfen kann, welches man vielleicht mit hineinnehmen möchte und welche sich irgendwie an der Innenwand festgesetzt haben, die man nicht loswird und die man bis zuletzt schultern muss. Die Durchsage, man solle sein Gepäck nicht unbeaufsichtigt lassen, könnte in diesem Falle als Warnung verstanden werden, sich vor schädlichen Einflüssen zu schützen und die eigenen Vorstellungen vom Glück immer wieder neu zu hinterfragen und zu prüfen.

## *Warum das ewige Thema des „Bösen"?*

Zwei Themen beschäftigen uns seit Menschengedenken; es sind die zentralen Themen, die sich in Kunst und Kultur widerspiegeln: die Liebe und das Böse, oder man könnte auch sagen: die Liebe und der Tod. Freud spricht von Eros und Thanatos als den zentralen, einander entgegengesetzten Trieben, wobei Eros nach Vereinigung strebt und der Todestrieb die Auflösung der Einheit, die Trennung zum Ziel hat und darauf abzielt, das Lebendige in den Zustand des Nicht-Lebendigen zu überführen.[2] Er leitet aus einer dysfunktionalen Kombination, aus einem Ungleichgewicht dieser beiden Triebe unterschiedliche psychische Störungen ab, die hier nicht weiter ausgeführt werden sollen.

Dabei ist der Begriff des „Bösen", ebenso wie der Begriff der „Sünde", kein psychiatrischer Begriff, sondern beide Begriffe entstammen dem religiösen bzw. spirituellen Raum und bezeichnen den Menschen als Mängelwesen infolge seines Getrenntseins von Gott (je nach Religion) oder seines fehlenden Bewusstseins für seine göttliche Seinsnatur.

Wir haben mit unserem strikt an den Naturwissenschaften orientierten, säkularen Blick auf die Welt, der unschätzbar wichtig für ein vernünftiges Zusammenleben von Menschen ist, eher verlernt, die eigentliche Tiefe dieser Begrifflichkeiten wahrzunehmen. Wenn wir die Wissenschaften und die Zahlen, Daten und Fakten als Basis nicht mehr ernst nehmen, kann es keine *vernünftigen* Lösungen mehr geben. Es wäre eine Bankrotterklärung von Politik und Gesellschaft.

Das Erleben von Getrenntsein ist immanenter Bestandteil unserer leibgebunden physischen Natur und die Quelle von Leiden und damit auch der Treibstoff für destruktives (aber auch konstruktives) Handeln. Unsere Welt-Erfahrung ist natürlich an Elternhaus, Erziehung, Milieueinflüsse etc. gebunden. Sie ist aber – noch vor all diesen Bedingungen –an die neuropsychologische Funktionsweise unseres Bewusstseins gebunden. Schon unser Bewusstsein allein ermöglicht es uns, uns mit einer intakten Ich-Grenze zur Umwelt wahrzunehmen. Bei einem Psychotiker ist das zum Teil nicht mehr möglich und führt zu immenser Angst.

Themen wie „die Liebe" und „das Böse" bzw. „der Tod" sind die grundlegenden Pole, zwischen denen sich unsere menschliche

Existenz mit all ihren Freuden und Leiden aufspannt. Da wir mit der Frage nach „dem Bösen“ im Grunde immer die Frage nach den Ursachen einer Existenzvernichtung – also den Tod – stellen, spricht einiges für die Überlegung, dass unsere Faszination für „das Böse“ letztlich ihre Ursache darin hat, dass wir sterblich sind. Wir alle wissen, dass wir sterben müssen. Es ist nur unklar, wann und auf welche Art und Weise. Das ist die zentrale Unsicherheit, der wir im Leben nicht entkommen können und zu der wir uns verhalten müssen.

Unsere beständige Frage, woher „das Böse“ im Menschen kommt, ist eine Frage, für die wir aller Ratlosigkeit zum Trotz sehr dankbar sein können. Unsere Unwissenheit ist vielleicht ein Maß für die Zivilisiertheit unserer gegenwärtigen Gesellschaft, aber – und das fände ich eher beunruhigend – auch ein Zeichen für das Verblassen der Erinnerung an die Zeit des Zweiten Weltkrieges mit seinem unendlichen Leid. Wir verlieren nun endgültig Zeitzeugen, zu denen wir einen ganz persönlichen, emotionalen Bezug haben und deren Schilderungen daher umso authentischer auf uns wirken.

Mich erstaunt immer wieder die Frage, warum jemand, der vorher völlig unbescholten war, diese oder jene Person getötet hat. Gesellschaftliche und politische Rahmenbedingungen werden von Menschen verändert, und diese verändern wiederum die Verhaltensweisen von Menschen, weil nicht zuletzt die für eine Gesellschaft als verbindlich ausgegebenen Narrative verändert werden und dann plötzlich Dinge zur völligen Normalität oder gar Notwendigkeit und Tugend werden, die vorher undenkbar waren. Je nach Umständen und je nach persönlichen Motiven, die durch diese Umstände befriedigt werden, sind Menschen zu allem Möglichen fähig. Man kann sogar sagen, dass eine einzige Tugend unter den Bedingungen X zu den schlimmsten Verhaltensweisen befähigt und unter gänzlich veränderten Rahmenbedingungen Y zu heldenhaftem Verhalten. Unerschrockenheit wäre z. B. so eine Eigenschaft. Die Zeit des Nationalsozialismus in Deutschland und der Zweite Weltkrieg sind dafür extrem anschauliche Beispiele und haben den Forschungszweig der Täterforschung hervorgebracht. Das Prinzip findet sich aber in allen Diktaturen. Schon Robespierre sprach davon, "Tugend" offen mit Terror durchzusetzen. In seiner Rede vom 7. Mai 1794 verkündete Robespierre: „Die Grundlage der Volksregierung in Zeiten der Revolution ist sowohl die Tugend als auch der Terror. Terror ohne Tugend ist mörderisch, Tugend ohne Terror ist machtlos. Terror ist nichts anderes als schnelle, strenge und unbezwingbare Gerechtigkeit – er entspricht also der Tugend."[3]

Vielleicht ist die Frage nach dem Bösen, die sich letztlich von einer theologischen Diskussion völlig losgelöst hat, aber auch gekoppelt an das Verschwinden eines Bewusstseins dafür, dass wir als Menschen nicht nur eine Gesamtmenge von einzelnen Individuen sind, sondern eben Teil der Welt insgesamt, also ein Phänomen alles Existierenden. Mit der beständigen psychologischen Antwort auf destruktives Verhalten tun wir so, als würde dies alles erklären. *Warum hat Frau X oder Herr Y dieses oder jenes getan? – Sie/er hat eine kombinierte Persönlichkeitsstörung mit narzisstischen, histrionischen und dissozialen Zügen. – Ach so, ja dann ist alles klar!* Ist es so? Die Erklärung ist für unser ziviles Zusammenleben und für die Organisation rechtsstaatlichen Handelns sicherlich ausreichend. Sie mag eine Hilfe im Umgang mit Menschen sein und ist eine gute Grundlage therapeutischer, rückfallpräventiver Maßnahmen. Wenn wir bei einer Person die risikorelevanten Eigenschaften erkannt haben, können spezifische kriminaltherapeutische Interventionen helfen, das Rückfallrisiko der Person zu mindern und damit Folgekriminalität zu verhindern.

Aber welche Durchdringungstiefe hat diese Antwort wirklich? Warum ist diese Person eine derart in ihren Erlebens- und Verhaltensmustern gestörte Person? Und warum ist sie eine der wenigen, die eine Straftat begeht? Histrionisch-narzisstisch akzentuierte Persönlichkeiten gibt es „wie Sand am Meer". Was erklärt das eigentlich?

Mir fallen Fotos von Gedenkorten ein, an denen Bürger*innen Blumen ablegen, Kerzen aufstellen und Pappschilder mit der Aufschrift „Warum?" ablegen. Welche Antwort wird auf das „Warum?" erwartet? Was würde (abgesehen von einem Shitstorm jener, die die Frage nicht begriffen haben) passieren, wenn man neben ein solches Pappschild ein Schild mit der Aufschrift „Warum nicht schon letzte Woche?" oder „Warum nicht erst übermorgen?" legen würde?

Gibt es aber eine *wirkliche Begründung*, die ein Gefühl von Trauer, Schmerz und Verlust antagonisiert? Wäre nicht vielmehr nur ein *Gefühl*, ein *Gewahrwerden* einer emotionalen Erfahrung in der Lage, schmerzliche Gefühle aufzulösen? Ist das überhaupt mitteilbar? Wie würde es verstanden? Wenn es auf die Frage nach dem „Warum" eine Antwort gäbe, wäre sie dann mit unserem Alltagsbewusstsein zu erkennen? Und wenn nicht, in welche Richtung würde die Frage nach dem Warum dann gehen?

Ich befürchte, wir sitzen einem „Erklärungswahn" auf, weil wir bei der Frage nach dem „Bösen" auch der Idee folgen, dass Zahlen, Daten und Fakten das „Böse" erklären. Sie beschreiben aber nur die äußeren Erscheinungsformen. In den biologischen Wissenschaften können wir die organischen Korrelate, die organischen Voraussetzungen für emotionales Erleben und Handlungen beschreiben.

Was aber bleibt von Ihrem Gefühl der Liebe für Ihren Partner oder Ihre Kinder übrig, wenn Sie sich klarmachen, dass das organische Korrelat für die bewusste, an Zeit und Raum gebundene Wahrnehmung Ihres warmherzigen Gefühls für Ihre Lieben zu Hause Erregungsschleifen im Gehirn sind? Vielleicht haben Sie aufgeweckte Kinder, die Ihnen im Rahmen pubertärer häuslicher Auseinandersetzungen dann sagen: „Ach Mutti, fahr mal Deine Amygdala runter!"

Meine These ist, dass wir diese Erklärungen suchen, um uns Sicherheit in einer sich dem Verständnis letztlich entziehenden Welt zu verschaffen. Aus dieser fundamentalen Verunsicherung erwachsen einerseits Wissensdurst, Erkenntnisdrang und Forschergeist, aber andererseits erwächst daraus auch menschliche Destruktivität.

Wir tun mit unserer Frage so, als ob wir in der Lage wären, bei einer Münze Vorder- und Rückseite voneinander zu trennen. Aber immer, wenn Sie die Münze vertikal auftrennen, entsteht eine neue Rückseite. Sie werden die Rückseite nicht los, nur das Motiv auf der Rückseite verändert sich. Es geht also um ein grundlegendes Prinzip.

Wir stellen immer nur die Frage, warum die eine Person auf der Rückseite und warum die andere Person auf der Vorderseite abgebildet ist. Welche Antwort Sie bekommen, hängt davon ab, wen Sie fragen.

Bei dem wohlig-gruseligen Umgang mit „dem Bösen" und seinen faktischen Erscheinungsformen im „Leben der *Anderen*", in Gestalt von Krimis, True-Crime-Büchern oder Horror- und Splatter-Movies, geht es im Grunde ums Sterben, und zwar ums Sterben der *Anderen*! Das Sterben durch eine Gewalttat ist gewissermaßen der Gegenentwurf, die schauerliche Möglichkeit im Gegensatz zu dem Gedanken, friedlich im hohen Alter im Kreis lieber Menschen einzuschlafen und gewissermaßen „hinüberzudämmern“, ohne leiden zu müssen. Die Gewalttat als Ausdrucksform des „Bösen“ ist der größtmögliche Gegensatz zu unserer persönlichen Hoffnung auf ein friedliches Sterben.

Strebt jemand den eigenen Tod durch eine Gewalttat an, wie z. B. im bundesweit legendären Fall des Bernd B., dessen größter Wunsch es war, bei lebendigem Leibe verspeist zu werden, haben wir es mit einer der wohl schwersten psychischen Störungen zu tun. Die Einvernehmlichkeit zwischen den beiden beteiligten Personen lässt diesen ungewöhnlichen Kriminalfall aus dem Jahr 2001 aber oszillieren zwischen einer Extremvariante des „Bösen“ und einer seltsamen Abstrusität, deren Schauer vom absoluten Tabubruch, von dem „Undenkbaren“ ausgeht, ohne dass man sich selbst dadurch bedroht fühlen müsste. Das ist beim unbekannten Vergewaltiger, der nachts Frauen auf ihrem einsamen Nachhauseweg von der Arbeit oder der Disko hinterherschleicht, anders. Solange dieser Mann nicht gefasst ist, kann man sich mit den fremden Opfern identifizieren und sich einerseits potenziell ebenso bedroht wie zugleich vor dem Fernseher sicher fühlen.

Für die allermeisten Männer und für Frauen ist die Bedrohung durch einen Mann mit einer sehr seltenen, hochspezifischen paraphilen Störung in Bezug auf Männerfleisch schlichtweg gar nicht gegeben. Obwohl man selbst in diesem ganz konkreten Fall niemals sein Opfer werden könnte, erregt auch dieser Fall jenseits des Tabubruchs und der sexuellen Komponente in ihrer Extremform Aufsehen, weil es wiederum um eine grausame Art von Sterben geht.

Anders scheint mir das seit Jahren anhaltende Interesse am „Bösen“, gerade in einer der friedfertigsten Gesellschaften weltweit, kaum erklärbar. Wenn wir (natürlich hier vereinfachend) das Interesse am „Bösen“ als ein Interesse an der Befähigung zum Töten definieren, dann pflegen wir hierzulande ein ziemliches Orchideen-Hobby. Es geht um sehr seltene Ereignisse, deren Ursachen viele Menschen beschäftigen. Im Ranking der Länder mit den meisten Mordfällen pro 100.000 Einwohner im Zeitraum von 2013 bis 2018 taucht auf dem Portal *Statista* El Salvador mit 52 Morden pro 100.000 Einwohner auf Platz 1 auf, gefolgt von Jamaika (43,9) und Lesotho (43,6). Deutschland lag 2019 bei 0,87. Über die Beliebtheit von True-Crime-Stories in El Salvador kann ich nichts sagen, aber womöglich ist die Faszination für das „Böse“ in der Bevölkerung bei der häufigen Konfrontation mit schwerer Gewalt weniger ausgeprägt.

In Deutschland starben im Jahr 2018 insgesamt 954.874 Menschen.[4] Im Jahr 2018 wurden in Deutschland davon 386 Menschen ermordet, was recht viel war. 2019 lag die Rate bei 248 Morden.[5]

Auch die besondere Faszination, die von Serienmördern ausgeht, resultiert aus diesen Zusammenhängen, wenngleich sie in der Kriminalitätsstatistik kaum eine Rolle spielen. Wenn man auf forensische Psychiatrie angesprochen wird, kann man wetten, dass innerhalb von zwei Minuten das Wort „Serienmörder“ fällt. Selbst wenn ich alle in Deutschland inhaftierten Serienmörder je kennengelernt haben würde, würden sie nur einen einstelligen Prozentbereich aller Gewalttäter ausmachen, mit denen ich zu tun gehabt hätte. Vor allem sind mir etliche Tötungsdelikte oder Beinahe-Tötungen bekannt, die in ihrer martialischen Gewalt Maßstäbe setzen und nicht von einem

Serientäter begangen wurden. Die Idee, massive Gewalt und Leiden von Opfern an der Zahl der Opfer quantifizieren zu können, ist absurd. Ich erinnere mich z. B. an den Fall eines bislang unbescholtenen Mannes, der seiner Nachbarin bei lebendigem Leib den Darm aus dem Bauchraum gezogen und ihr um den Hals gehängt hatte. Dieser Mann hat nur ein einziges Mal getötet, aber auf welche Weise?! Dass ein Serienmörder „grausamer" ist als ein Einzeltäter, ist eine unpassende Vorstellung.

Das Interesse an Serienmördern gehorcht der Faszination für das Quantitative und ist damit nicht frei von Zynismus. Faszinierend ist offenbar, dass der Serienmörder immer und immer wieder den *Tod bringt* – natürlich nur, ich wiederhole mich, *anderen* Personen, denn man selbst sitzt ja mit dem Buch oder vor dem Fernseher kuschelig im Wohnzimmer. In dieser ständigen Wiederholung (wobei „ständig" natürlich auch ein ambitionierter Begriff ist, denn das verweist dann doch auf eine beträchtliche Serie) liegt etwas Zwanghaftes. Aber warum erfreuen sich Bücher über Zwangsstörungen (die äußerst quälend sind) nicht derselben Beliebtheit wie Bücher über Serienmörder? Ja, genau: Es geht in der Regel nicht um Leben und Tod. Wir interessieren uns in der Regel nicht für intrapsychische Leidenszustände, die in ihren Auswirkungen für andere Menschen (also potenziell für uns selbst) keine Bedeutung haben.

Das „Böse" in der Gestalt des tödlichen Gewaltaktes ist eine theoretische Möglichkeit des eigenen Sterbens. Es ist ein gruseliges Gedankenspiel, dessen Angst wir abzuwehren und zu bannen versuchen, indem wir uns Filme und Geschichten mit abscheulichen Inhalten anschauen. Das Interesse am Bösen ist also ein Produkt unseres Bewusstseins der eigenen Sterblichkeit und der Unsicherheit, die damit verbunden ist. Dem Interesse haftet etwas

Magisches an. Indem man sich damit befasst, versucht man zugleich, das Unheil in Bezug auf sich selbst abzuwenden.

Durch das Gewahrwerden des Schicksals des anderen sind wir selbst „Noch-einmal-davon-Gekommene“. Wir sind verschont worden, uns ist das Schrecknis erspart geblieben.

Das generationsübergreifende Bewusstsein der eigenen Sterblichkeit scheint mir der universelle Grund dafür zu sein, dass das Interesse am Thema selbst nicht ausstirbt. Das gilt im Übrigen, wie ich schon erwähnte, auch für das Thema „Liebe“. In allen Kulturen gibt es unzählige Gedichte, Dramen, Romane, Lieder, Riten, die der Liebe als dem anderen menschlichen Urprinzip gewidmet sind.

Alle anderen Motive, die mit dem Interesse am „Bösen“ zu tun haben, erscheinen vor diesem Hintergrund als eine gesellschaftlich wirksame Form der Intellektualisierung dieser Urbedrohung. Dazu gehört auch das psychologische Interesse an der Frage, warum Menschen böse handeln, das Interesse, den Menschen in seinen Verhaltensspektren zu begreifen und – z. B. in fachlicher Hinsicht – auch zu anderen Verhaltensmöglichkeiten zu befähigen und die Gesellschaft zu einem gewaltfreieren Ort zu machen.

Würden wir uns für „das Böse“ interessieren, wenn wir nicht sterben müssten? Ich glaube kaum. Denn es würde – zumindest in der Form, auf die sich unser Interesse und die Frage danach bezieht – ja gar keinen Schaden anrichten, sondern wäre nur ein Spielchen, eine Fopperei ohne Bedeutung.

Womöglich beginnen Sie, sich beim Lesen die Frage zu stellen, warum sich jemand beruflich für die forensische Psychiatrie entscheidet. Meine eigenen Antworten darauf haben sich über die Jahrzehnte gewandelt. Anfänglich war es für mich reizvoll, die psychiatrische Tätigkeit über das Individualverhältnis zwischen Arzt und Patient hinaus in einen gesellschaftlichen Dienst zu stellen. Es war für mich reizvoll, einerseits Menschen zu behandeln und andererseits dazu beizutragen, dass sich die Folgen für die Gesellschaft vermindern lassen. Dieses Motiv für meine berufliche Tätigkeit ist geblieben. Ich stelle meine Profession in den Dienst eines rechtsstaatlichen Systems, das ich für eine große und schützenswerte zivilisatorische Errungenschaft halte. Sehr früh habe ich den Eindruck gehabt, dass sich die forensisch untergebrachten Patienten, um die in Allgemeinen Psychiatrien früher ein nicht unbeträchtlicher Wirbel gemacht wurde, sich nicht sehr stark von anderen Psychiatrie-Patienten unterschieden. Je älter ich wurde und je mehr ich mich mit dem Fach befasste, desto mehr rückten für mich folgende Gedanken in den Vordergrund: einerseits einen präzisen, stets durch die Fachliteratur begründeten Blick auf einen Menschen in seinem Tätersein zu werfen und ihn mit der gebotenen Mischung aus ärztlicher Empathie und Nüchternheit des Sachverständigen zu beschreiben; andererseits aber sensibel zu werden für das genannte „Rucksack"-Phänomen und in der *Form* der Sachverständigentätigkeit dazu beizutragen, dass Menschen als Menschen erkannt werden, auch wenn sie großes Leid über andere Menschen gebracht haben, das es weder zu bagatellisieren noch zu rechtfertigen noch zu beschönigen gilt. Das heißt in konkreten Einzelfällen aber auch, dass ich mit meinen Gutachten dazu beitrage, dass jemand *nicht* aus einer gesicherten Unterbringung entlassen wird. Meine Grundhaltung hat also nichts mit dem Ergebnis meiner fachlichen Beurteilung zu tun. Das zu betonen, ist mir wichtig. Das kann ich auch an mir selbst beobachten. Meine Art und Weise, Gutachten zu formulieren, hat sich aber von der Objekt-Beschreibung zur Subjekt-Beschreibung gewandelt, ohne dass im Einzelnen dadurch die konkrete fachliche Beurteilung eine andere werden muss. Aber die Art und Weise, den Menschen zu beschreiben, hat sich im Laufe der Zeit weiterentwickelt.

Im Hinblick auf das Wirken der forensischen Psychiatrie und damit auch automatisch auf die Frage, was mir überhaupt das Recht geben könnte, zu dem Thema Stellung zu nehmen, möchte ich einschränkend und ausdrücklich anmerken: Die forensische Psychiatrie, so wie ich sie kennengelernt habe und selbst praktiziere, ist in ihrer jetzigen Form das Ergebnis einer langen Entwicklung der Psychiatrie und eines Justizsystems, das sich insgesamt sehr um den Subjektcharakter von Tätern bemüht. Forensische Psychiater befassen sich immer mit Individuen.

Was die spezifische fachliche Qualität der forensischen Tätigkeit anbelangt, die über die rein psychiatrisch-psychotherapeutische hinausgeht, ist anzumerken, dass sie das Ergebnis eines vor allem seit dem Ende der 1990er-Jahre einsetzenden Professionalisierungsprozesses im Hinblick auf spezifische kriminaltherapeutische Methoden und Risiko-Profil-Erstellung ist. Ich bin mir aber dessen bewusst, was es bedeutet, in einer Demokratie inmitten Europas tätig zu sein. Diese Einschränkung erscheint mir wichtig für die aus beruflicher Warte *erfahrungsbasierte* Sichtweise auf destruktives Handeln.

In vielen Teilen der Welt herrscht Krieg. Wir nehmen in Filmen von wenigen Minuten Länge chaotische Zustände phänomenologisch wahr. Trotzdem sind wir von einer *echten* Betroffenheit weit entfernt. Wenn wir hier einzelne Straftäter und individuelle Straftaten betrachten, die in einer der friedlichsten Gesellschaften der Welt passieren, dann ist unser Blick von diesen Rahmenbedingungen nicht zu trennen. Und unser Blick darauf ist auch nicht zu trennen von dem Umstand, dass wir selbst glücklicherweise seit mehr als 70 Jahren keine Erfahrung mit Krieg, Diktatur, Hunger und Vertreibung haben.

Aus der Retterforschung, die sich nach dem Zweiten Weltkrieg entwickelt hat und untersucht, welche Motive und Eigenschaften Menschen haben, die unter denselben Bedingungen, in denen andere zum Täter werden, Menschenleben retten, weiß man, dass eine sehr gute frühe Bindungserfahrung, ein sehr liebevolles Elternhaus und ein tiefes Verständnis für den universellen Charakter des Menschseins eine gute Basis sind, um auch in absoluten Extremsituationen ethisch zu handeln. Aber welche Eigenschaften in uns durchbrechen würden, wenn wir uns in einer absolut existenziellen Krisensituation befinden würden, wissen wir nicht. Und wir wissen nicht, ob wir z. B. zur Sicherung des Überlebens der eigenen Kinder (also nicht mal der eigenen Person) in einer absoluten Notsituation asozial gegen andere vorgehen würden. Psychiatrische Diagnosen sind zur Erfassung eines solchen vom Überlebenswillen bestimmten Verhaltens ohnehin nicht konzipiert. Die grundlegende Frage nach dem „Bösen“ stellt nur die Frage nach den Ursachen, warum Menschen an sich Böses tun, also eben auch Kriege führen, Menschen foltern, Terror ausüben etc.

Dass Menschen bei massiver Veränderung der existenziellen Rahmenbedingungen Verhaltensmaximen aufgeben, die sie in anderen Situationen niemals aufgeben würden, zeigt sich schon an dem Phänomen des sogenannten „Hunger-Kannibalismus“, bei dem in einer humanitären Notsituation das Fleisch von – wohlgemerkt – Verstorbenen verzehrt wird.

Wie ist der Begriff des Bösen definiert? Im Wörterbuch der Brüder Grimm füllen die Ausführungen im 2. Band der dtv-Ausgabe von 1984 ganze 8 Spalten. Da heißt es: *„Schwierig sind ursprung und urverwandtschaft. Der nächste gedanke wäre ans m.lat. bausiare ... gerade so heiszt und vorzugsweise der teufel der böse, der böse geist ...*“[6] Verwiesen wird weiter auf das italienische *bugiare* (lügen) und auf die Gleichstellung von „Teufel“ und „Lügner“. Mit der Sprachverwandtschaft zum „Lügen“ besteht eine Interaktionskomponente. In die Nähe rückt auch die Manipulation, die darauf abzielt, andere Menschen über das Induzieren von (an sich unbegründeten) Gefühlen, Gedanken und Eindrücken zu lenken.

Man kann nicht allein für sich böse sein. Böses Tun benötigt Interaktion, böse Gedanken benötigen Objekte, auf die sie sich richten können. Für das „Gute“ gilt das gleichermaßen. Das „Gute“ und das „Böse“ haben also eine physische Komponente oder Erscheinungsform. Selbst wenn man böse Gedanken hegt, sie aber niemals ausführt, haben sie doch für einen selbst eine Funktion oder aber sie sind Teil einer quälenden psychischen Erkrankung wie z. B. einer Zwangsstörung. Zwangsgedanken mit aggressiven Inhalten, wie z. B. jemanden zu schlagen, zu verletzen oder zu töten, können äußerst quälend sein, werden aber sehr selten in die Tat umgesetzt.

Das Böse kann als ein eigenständiger Gegensatz zum Guten verstanden werden, aber auch als ein Mangel an Gutem, als Defizit, der sich nur aus dem Guten heraus überhaupt ableiten lässt. Das Böse ist danach etwas, das „kein eigenes Sein besitzt“[7], sondern dem „Nichtsein“ angehört. Goethe lässt in seinem *Faust I* Mephisto in unübertroffener Prägnanz sagen: „Ich bin der Geist, der stets verneint.“ Das Böse erscheint als metaphysisches Prinzip der stetigen Negation.

Unsere Definition von uns selbst und von uns in Bezug zu anderen und zur Welt müssen wir in eine sinnhafte Form unseres Lebens überführen, weil wir in der Form, in der wir existieren, nur eine bestimmte Zeit haben. Das „Böse“ als Möglichkeit des Scheiterns ist an das Leben als etwas „Endliches“ gebunden. Leben ohne Versterben ist nicht denkbar, also ist Leben ohne Böses und Böses ohne Leben nicht denkbar. Doch das gilt für das „Gute“ gleichermaßen. Schon diese Wesensübereinstimmung irritiert. Dalferth hat dies folgendermaßen auf den Punkt gebracht: „Als Feind des Wahren setzt es Wahres, als Feind des Guten Gutes, als Feind des Lebens das Leben voraus. [...] Es gibt Böses. Das ist nur möglich, weil einem Wirklichen etwas Wirkliches widerfährt, durch das es Böses bzw. das es als Böses erfährt: Gäbe es kein Leben, dem etwas widerfährt (kein wirkliches Leben), und gäbe es nichts, was einem Leben widerfährt (kein wirkliches Widerfahrnis), dann gäbe es auch kein Böses. [...] Eine Welt ohne Leben wäre eine Welt ohne Böses.“[8]

Wie eng die Verknüpfung zwischen dem Guten, dem Bösen und dem Tod als notwendiges Ordnungsinstrument zur Aufrechterhaltung eines übergeordneten Prinzips ist, stellt Dalferth in seinem Essay *Das Böse* an späterer Stelle aus christlich-theologischer Sicht heraus, in dem er den Tod, den der Mensch sterben muss, nachdem er verbotenerweise vom Baum der Erkenntnis gegessen hatte, nicht als Strafe darstellt, sondern als „Einrichtungen zur Wahrung der ordnungsstiftenden und ordnungserhaltenden Differenz von Schöpfer und Geschöpf“[9]. Bei der Frucht vom Baum der Erkenntnis handele es sich nicht um die Fähigkeit zur Unterscheidung des Guten und Bösen, sondern um das *Erkennen* des übergeordneten Prinzips; und diese Kenntnis unterscheide Gott von den Geschöpfen.

Die monotheistischen Religionen sehen den Eintritt des Bösen in die Welt mit dem Sündenfall verknüpft (Gen. 3), mit dem der Mensch ein göttliches Gebot übertrat, nicht vom Baum der Erkenntnis zu essen. Safranski weist auf das Paradoxon in diesem Narrativ hin: Indem der Mensch sich bewusst dazu entscheidet, von dem verbotenen Baum zu essen, hat er bereits in dieser Entscheidungsfindung Kenntnis über Verbot und Gebot, also Kenntnis über Gut und Böse.[10] Diese Unterscheidungsfähigkeit war offenbar für ein Leben in Ganzheit nicht vorgesehen, aber man fragt sich, warum. In diesem alten Narrativ steckt das Urmotiv des „Bösen" aus dem Erleben des Getrenntseins.

Eindeutig ist, dass sogar die Grundlagen unseres Strafrechts auf dieses alttestamentliche Motiv des Menschseins zurückgehen: Mit dem Gewahrwerden von Recht und Unrecht, Gut und Böse ist der Mensch in seiner sittlichen Selbstbestimmung frei. Er kann wählen und besitzt damit Freiheit. Durch die falsche Entscheidung ist das Böse in der Welt. Wenn man den Begriff der „Entscheidung" durch den Begriff des „Aufspaltens" ersetzt, könnte man hier das Motiv erkennen, dass der Verlust des Erlebens von Einheit mit dem Phänomen der Aufspaltung, d. h. des Getrenntseins zu tun hat.

Das Bewusstsein über etwas und damit das Bewusstwerden von etwas Objekthaftem bedingen die Spaltung, bedingen das Erleben von Nicht-mehr-eins-Sein und damit, metaphorisch gesprochen, die Vertreibung aus dem Paradies. Auch diese Geschichte verweist auf einer tieferen, vergeistigten Ebene auf das, was mein Leitfaden der Überlegungen zum Bösen ist: das sogenannte „Böse" als Folge des Umstands, dass der Mensch sich als unverbunden und als getrennt von allem erlebt. Aus der Abkehr von einem Gebot, aus diesem „Nein"[11], wie Safranski formuliert, entsteht die Freiheit und die Scham über die Verfehlung.

Das 5. *Buch Mose* (Kap. 28) verweist auf das „malum physicum" und das „malum metaphysicum". In den Ankündigungen von Segen und Fluch wird darauf hingewiesen, dass einen bei Nichtbefolgung der göttlichen Gebote böse Folgen erwarten: „Der Herr wird unter dich senden Unfrieden, Unruhe und Unglück in allem, was du unternimmst, bis du vertilgt bist und bald untergegangen bist um dieses bösen Treibens wegen, weil du mich verlassen hast. Der Herr wird dir die Pest anhängen, bis er dich vertilgt hat in dem Lande, in das du kommst, es einzunehmen ..." (Vers 21 f) Im Buch *Hiob* setzt Gott den Teufel bekanntlich auf Hiob an um einer höheren Beweisführung willen. Hier agieren Gott und Teufel in irritierender Weise als „partners in crime", wobei der Teufel letztlich als Existenzbeweis Gottes dient.

Nun ist das mit dem Frevelhaften der Erkenntnis so eine Sache. Nicht alle Weltanschauungen sehen in der Befähigung zur Erkenntnis einen Frevel, sondern die Erleuchtung als das Erkennen schlechthin, als höchstes Ziel der Seinsvollendung.

Der Zusammenhang zwischen dem Empfinden und Beurteilen von Bösem und der eigenen Sterblichkeit zeigt sich auch an einzelnen Beispielen von Menschen, die in der zweiten Lebenshälfte oder im Alter „ohne Not", also ohne äußeren Anlass, schwere Verbrechen zugeben, die sie begangen haben, weil sie einfach mit dieser inneren Last nicht sterben wollen. Es gibt eine tiefe Sehnsucht, „gut" aus dem Leben zu scheiden. Daher trägt der Titel dieses Buches auch den Untertitel „Warum wir gut sein wollen und nicht können". Im Grunde will jeder Mensch gut sein. Menschen können sich unterschiedlich gut zu diesem Gut-sein-Wollen bekennen und entwickeln gelegentlich eine individuelle „Antithese" dazu, aber selbst der Entschluss, ein „bad penny“ sein zu wollen, ist nur möglich vor dem Hintergrund des Guten als Gegenmodell. Und nicht selten entsteht der Gegenentwurf, sich ganz bewusst dafür zu entscheiden, etwas Böses zu tun, durch eine Abwehr der Trauer darüber, als nicht gut angesehen worden zu sein. Es gibt kein internalisiertes Bild vom eigenen Gutsein, und so gibt es die „Flucht nach vorne“ in die Destruktivität.

Über Jahrhunderte wurde das Nachdenken über das Böse als Nachdenken über das Verhältnis des Menschen zu Gott betrachtet. Wenn wir noch einmal kurz zu dem eingangs geschilderten Schicksal des durch Inzest gezeugten Kindes und dem Schicksal der Mutter (und dem ohne Zweifel beträchtlich beziehungsgestörten Vater) zurückkehren, dann entdecken wir eine frappante Analogie in der griechischen Mythologie:

Der Erzählung nach wurde Gaia von Eros schwanger und gebar Uranos. Der wiederum zeugte mit seiner eigenen Mutter durch göttlichen Inzest die Uraniden, u. a. Kronos. Wie in meinem oben dargelegten, sehr menschlichen Beispiel, bei dem (mindestens) ein Elternteil das gezeugte Kind ablehnt, geht es auch in der Mythologie weiter: Uranos hasste die von ihm mit seiner Mutter gezeugten Kinder und schob sie zurück in deren Leib. Gaia aber wollte die Kinder auch nicht bei sich behalten und veranlasste sie zur Rache an deren Vater. Kronos kastrierte seinen Vater Uranos, warf dessen Genitalien ins Meer und ließ dergestalt seine Aphrodite entstehen. Mit seinen Geschwistern zeugte er die dritte Götter-Generation. Da Kronos prophezeit worden war, dass er von seinem eigenen Sohn getötet werde, ließ er alle Kinder töten bis auf Zeus, der von der Mutter versteckt gehalten wurde. Irgendwann tauchen in dem ganzen sozial prekären Götter-Milieu die Menschen auf, die ohne Zeugung aus Erde geformt wurden, aber zunächst rasch zugrunde gingen. Ein finaler Neuanfang wird dem Mythos zufolge schließlich durch Prometheus ermöglicht, der die Menschen aus der Asche der Titanen erschafft. Zeus schickt indes die schöne Pandora mit ihrer Büchse voller Unheil zu den Menschen, die seither von Krankheit, allerlei Übel und Tod bedroht sind.[12]

In der Schilderung der chaotischen Verhältnisse unter den Göttern spiegeln sich bereits die Kernthemen der Zeugung von Kindern durch Inzest und Gewalt, des ungeliebten Kindes sowie das Erleben von Kindern als feindselige Konkurrenten, die vernichtet werden müssen. Auch das Bild von Gaia als Mutter-Göttin, die ihre in Unliebe gezeugten Kinder auch nicht bei sich behalten will, findet sich als Prinzip der Ablehnung der eigenen Kinder und einer nachhaltigen Distanzierung. Die (Götter-)Kinder werden in die Götter-Welt hineingeworfen. Mitgeliefert werden Erzählungen vom Vatermord oder zumindest der schweren Verstümmelung des Vaters.

Interessant ist, dass in der Antike gar keine Trennung von Göttlichem und frevelhaftem Tun vorgenommen wird. Das „Böse" (religiös dem „Teufel" zugeschrieben) entsteht erst mit den monotheistischen Religionen.

Natürlich geben wir uns beim Nachdenken über die Frage, warum Menschen Leid über andere Menschen bringen, nicht mit der Antwort zufrieden, dass wir uns eben wie Uranos und Chronos verhalten oder die Büchse der Pandora über unsere Vorfahren ausgeschüttet wurde. Diese mythologischen Erzählungen schildern aber grundlegende psychologische Prinzipien und im Grunde immer das Herausfallen aus einer Einheit. Die Mythologie schildert uns Prinzipien menschlicher Emotionen und Handlungsmotive, die aus prototypischen Verstrickungen in menschlichen Beziehungen resultieren. Es geht um Macht, Begehren, Eifersucht und Konkurrenzausschluss.

Auf ähnliche Konstellationen unter Menschen verweist das *1. Buch Mose* (Gen 4,1–24) in der Erzählung von Kain und Abel. Sie sind die ersten Söhne von Adam und Eva. Kain war neidisch auf seinen Bruder Abel, weil Gott dessen Opfer vorzog. So erschlug er aus Eifersucht und Neid seinen Bruder, wurde aber wegen des Mordes von Gott verstoßen und trug seither ein Kainsmal auf der Stirn. Auch in dieser Geschichte zeigen sich menschliche Urmotive für böses Handeln: Neid und Missgunst sowie vor allem das bohrende Gefühl, selbst weniger geliebt zu sein, weniger in seinem eigenen Tun anerkannt und wertgeschätzt zu werden als der andere. Das „Ich“ steht hier im Vordergrund. Es geht um den Prototypus der narzisstisch motivierten Gewalttat. Wir alle kennen im Laufe unseres Lebens, mutmaßlich mehr in unserer Kindheit, irgendwann einmal das Gefühl, dass ein anderer Mensch wegen anderer Eigenschaften und Fähigkeiten mehr geliebt oder mehr anerkannt wird. Im Laufe unseres Lebens lernen wir normalerweise, selbst für uns Maßstäbe zu entwickeln in Bezug auf Fähigkeiten und Eigenschaften, die uns wichtig sind; und wir lernen, uns auch mit Fehlern, Schwächen oder nur schwer auszumerzenden schlechten Angewohnheiten zu akzeptieren und deswegen nicht grundlegend infrage zu stellen. Zudem vermögen wir dann, uns mit anderen über deren vorzügliche Leistungen zu freuen und ihnen Wertschätzung entgegenzubringen. Wenn es einigermaßen gut läuft, kommen Sie zu Beurteilungen, die sich einigermaßen mit denen anderer decken. Wenn Sie ständig in Ihrer Selbstsicht komplett von dem abweichen, was andere Menschen Ihnen spiegeln, dann sollten Sie darüber nachdenken.

Auch wenn wir in den meisten Diskussionen über das „Böse“ über Tötungsdelikte sprechen, fällt doch auf, dass im Grunde viele Straftaten und menschliche Schicksale, mit denen meine Kollegen und ich in der forensischen Psychiatrie zu tun haben, ziemlich gut durch die *Zehn Gebote* abgebildet werden.

Das erste Gebot (Ich bin der Herr, dein Gott. Du sollst keine anderen Götter haben neben mir.) ist in einem säkularen Staat, in dem Freiheit in Fragen der Weltanschauung herrscht, natürlich kein sanktionswürdiges Gebot. Allerdings könnte man islamistisch-fundamentalistisch motivierte Delikte dem Motiv nach durchaus unter genau jenes Gebot fassen, nämlich jeden töten zu wollen, der in seinem Individualverhältnis zu einer höheren metaphysischen Ebene von den Glaubensinhalten einer Weltreligion abweicht und als „ungläubig“ definiert wird. Man kann auch das zweite Gebot (Du sollst den Namen des Herrn, deines Gottes, nicht missbrauchen.) mit dieser Kategorie von Straftaten in Verbindung bringen.

Das dritte Gebot, dass man den Feiertag heiligen soll, lasse ich jetzt mal weg, denn auch dieses Gebot ist letztlich an einen nicht säkularen Staat gebunden. Man könnte aber daraus zumindest in einer säkularen Welt ableiten, dass die Feiertage derjenigen, die sich einer Religion zugehörig fühlen, respektiert werden sollen. Bei Attentaten wird im Übrigen deutlich, dass Terroristen ganz bewusst Feiertage der von ihnen bekämpften Gläubigen nutzen, um damit die Symbolkraft ihrer Verbrechen zu erhöhen, also z. B. Attentate an Jom Kippur als dem höchsten jüdischen Feiertag für antisemitische Anschläge oder auch (zum Teil vereitelte) Terrorakte wie zum Ende des Ramadans in der großen Moschee in Mekka 2017.

Aber schon das vierte Gebot (Du sollst deinen Vater und deine Mutter ehren.) ist Gegenstand all jener nicht religiös konnotierten Straftaten, bei denen Kinder ihre Eltern attackieren, bestehlen, bedrohen oder gar töten. Nun hat unser Imaginationsbeispiel schon gezeigt, dass es Umstände gibt, die es einem nicht einfach machen, diesem Gebot zu folgen.

Das fünfte Gebot ist dasjenige, an das wir am meisten denken, wenn es um die Abhandlungen über das Böse geht.

Auch das sechste Gebot (Du sollst nicht ehebrechen.) korreliert mit schweren Gewalttaten wie Intimizide aus Eifersucht oder die Tötung des Ehepartners der eigenen Affairenpartnerin oder des Affairenpartners. Jene Delikte, die unter dem Begriff des sogenannten „Ehrenmords“ subsumiert werden (wobei der Begriff im Zusammenhang mit dem in Deutschland geltenden Strafrecht nicht glücklich gewählt ist), passen ebenso formal und thematisch ganz gut zu diesem Gebot. Dass hier eine Nähe zwischen dem 5. und dem 6. Gebot konstruiert wird, liegt an den typischen Deliktformen des Intimizids, bei denen eben faktisch begründete oder auch nur gemutmaßte Eifersucht eine Rolle spielt und Trennungen im Raum stehen, eben aufgrund einer anderen Partnerschaft oder aufgrund einer nicht mehr hinnehmbaren pathologischen Eifersucht.

Das siebte Gebot (Du sollst nicht stehlen.) ist evidenterweise Gegenstand von vielen Strafverfahren und bezieht sich auf ganz unterschiedliche Dimensionen des Diebstahls, wenn man alle möglichen Formen der unrechtmäßigen Aneignung fremden Eigentums einbezieht. Dazu gehören Ladendiebstahl, Handtaschenraub und bewaffneter Raubüberfall genauso wie Internet-Betrügereien, Schneeballsysteme in Milliardenhöhe oder die Enteignung von Grund und Boden.

Das achte Gebot (Du sollst nicht falsch Zeugnis reden wider deinen Nächsten.) lassen wir bei unserer Diskussion über das „Böse“ seltsamerweise häufig ganz außen vor, obwohl dessen

Missachtung Menschen in den sozialen, aber auch den faktischen Tod treiben kann und auf der weltpolitischen Ebene in Gestalt von Fake News Demokratien bedroht. Wir allen haben noch die Bilder vom Sturm auf das Kapitol in Washington am 6.01.2021 im Kopf, der faktisch durch eine systematische Pflege von Narrativen möglich wurde, in denen über die gegnerische Partei und gegnerische Politiker falsches Zeugnis abgelegt wurde. Die Behauptung, die gegnerischen politischen Kräfte hätten Wahlbetrug begangen, ist – da sich hierfür keinerlei Hinweise fanden – faktisch ein falsches Zeugnis, das in diesem konkreten Fall immerhin fünf Menschen das Leben kostete, aber vor allem einen bis dahin unvorstellbaren Angriff auf eine etablierte Demokratie darstellte.

Auf der individuellen Ebene fallen mir bei der Missachtung des achten Gebots vor allem jene Fälle ein, in denen Männer zu Unrecht schwerer Sexualstraftaten bezichtigt werden, und zwar einzig und allein aus Rache, gekränktem Ego, zurückgewiesener Liebe oder aufgrund einer sehr schweren Persönlichkeitsstörung des vermeintlichen Opfers, das mit Mitleid und Aufsehen erheischenden erfundenen Geschichten das Leben anderer Menschen mutwillig zerstört, um selbst immer wieder im Mittelpunkt zu stehen. Der Fall Kachelmann, der wegen der Prominenz des damaligen Beschuldigten besonders öffentlichkeitswirksam wurde, gehört ebenso zu diesen Beispielen hochgradig bösartigen Verhaltens wie der Fall des Lehrers Arnold, der 2001 von seiner Kollegin Heidi K. wegen einer Vergewaltigung angezeigt wurde, die er faktisch nie begangen hatte. Er wurde zu einer Haftstrafe von fünf Jahren verurteilt , die er bis zum Ende verbüßte, weil er die ihm zugeschriebene Tat dauerhaft und konsequent bestritt. Nachdem seine Unschuld später erwiesen wurde, wurde ihm dennoch die vollständige Rehabilitation als Lehrer versagt und das an ihm begangene Unrecht nicht wiedergutgemacht. Ob man fünf Jahre Gefängnis aufgrund der Zuschreibung eines Verhaltens, das das Justizopfer selbst als sehr ehrenrührig empfunden haben muss, überhaupt „wiedergutmachen" kann, ist eine andere Frage. Diese Entscheidung steht ohnehin nur demjenigen zu, der in der Position ist, verzeihen zu können. Man kann *sich* nicht entschuldigen. Man kann nur um Entschuldigung *bitten*.

Vorhin stellte ich die Mutmaßung auf, dass wir über „Böses" im Grunde nur nachdenken, weil wir sterblich sind, und dass ohne Bezug zu einer Endlichkeit der Existenz das „Böse" zumindest in Teilaspekten seine Qualität verlieren würde. Das Beispiel von dem zu Unrecht inhaftierten und mittlerweile verstorbenen Lehrer führt mich kurz zu der Bemerkung zurück: Würde er nicht versterben, wären die fünf Jahre irgendwie eine vielleicht „interessante" Erfahrung oder vielleicht auch nur ein seltsames „Spiel". So aber ist es eine unwiederbringliche Zeit, die ihn aus dem bürgerlichen Leben irreversibel (und das ist eine zweite Ungerechtigkeit, die ihm widerfuhr) hinauskatapultiert hat.

Von daher ist man geneigt, jemandem, der einem anderen Menschen Übles will, an dieser Stelle schon zuzurufen: Halt inne, es lohnt sich nicht! Bedenke, dass Du Dir selbst schadest, der andere aber irgendwann *auch* sterben wird!

Wenn wir über menschliche Abgründe sprechen, sollten wir weniger über Serienmörder reden als vielmehr darüber, was Menschen dazu bringt, das Leben anderer auf diese äußerst perfide Art zu zerstören. Beunruhigend ist in diesem Zusammenhang ein Reflex, nämlich der Schilderung von Sexualstraftaten automatisch Glauben zu schenken, und zwar selbst dann, wenn die Schilderungen offenkundig höchst zweifelhaft, wenn nicht gar „kurios“ und völlig lebensfern sind. In dem Wiederaufnahmeverfahren vor dem Landgericht Kassel stellte das Gericht fest, dass beim ersten Prozess dem Opfer trotz eines kaum nachvollziehbaren Geschehens geglaubt worden war, und man beschlossen hatte, auf ein aussagepsychologisches Gutachten (was in jedem Falle angezeigt gewesen wäre) zu verzichten, um keine öffentliche Empörung zu riskieren. Im Falle Kachelmann gab es immerhin ein äußerst qualifiziertes und sehr aussagekräftiges psychologisches Gutachten, das dann zu einem „Aufschrei“ führte. Das Pendel ist hier von einer völlig verfehlten Ausgangsposition, wie sie in den 70er- und auch noch in den 80er-Jahren üblich war, nach 40 Jahren in eine andere Extremposition ausgeschwungen, in der eben auch die Gefahr besteht, dass sogar absurde Schilderungen kritiklos hingenommen werden. Es geht hier nicht darum, den Stab über die Personen zu brechen, die sich des Mittels der falschen Anschuldigungen bedienen, denn diese sind mehrheitlich in ihrer Persönlichkeit schwer gestört – wobei sie trotzdem voll schuldfähig sein können. Auch eine Person, die so weit geht, ständig abenteuerliche Geschichten zu erfinden, um das Mitleid, die Aufmerksamkeit oder einfach nur die Zeit der Zuwendung Dritter zu erhalten, hat ihre ganz eigene Tragik.

Aber wenn wir über „das Böse“ reden, dann sind Verhaltensweisen wie diese sehr viel relevanter für die Bedrohung unserer Existenz als die Gefahr, dass wir einem Serienmörder über den Weg laufen. Ich kenne selbst aufgrund eigener klinischer Erfahrungen zwei Fälle von Fehlbezichtigung. In einem Fall behauptete eine Mitarbeiterin des therapeutischen Dienstes, von einem älteren Krankenpfleger wiederholt sexuell belästigt zu werden. Nachdem auch hier vorschnell dem vermeintlichen Opfer eher geglaubt wurde und schon Überlegungen angestellt wurden, wie weiter zu verfahren sei, erbrachte eine sehr eindrucksvolle Anhörung beider Personen (getrennt natürlich), dass die junge Frau, die die Anschuldigungen erhob, ganz offenkundig bereits seit einiger Zeit an einer Schizophrenie erkrankt war. In einem anderen Fall beschuldigte eine Frau einen in der Krankenpflege tätigen Mitarbeiter, sie im Rahmen eines Gespräches plötzlich zum Oralverkehr genötigt zu haben. Schon die Schilderung an sich sprach dafür, dass das Geschehen höchst fragwürdig war. Dennoch wurde der Mann sofort vom Dienst freigestellt, und man kann sich das Gespräch mit der Ehefrau beim Abendbrot mühelos vorstellen, wenn der Mann etwa sagen muss: *Also Schatzi, ich bin ab morgen erst mal zu Hause, wie lange, weiß ich nicht. Man hat mich freigestellt, weil ich eine Patientin heute zum Oralverkehr gezwungen haben soll. Habe ich natürlich nicht, aber jetzt wird erst mal Strafanzeige gestellt.*

Zu den Variationen solchen Vorgehens gehört z. B. auch das heimliche Herunterladen von Kinderpornografie auf dem Rechner derjenigen Person, die den sozialen Tod sterben soll. Wenn Sie nämlich erst mal die Bilder faktisch auf dem Rechner haben und sich ihr heimlicher Gegner auch noch genügend Zeit nimmt, die Bilder z. B. ordentlich nach Themen und Motiven zu sortieren, sodass man aufgrund der Ablagestrategien annehmen muss, dass Sie sich länger damit befasst haben, dann werden Sie mit Ihrer notorischen Äußerung, dass Sie damit nichts zu tun haben und sich nicht sexuell für Kinder interessieren, nur sehr wenig ausrichten können.

Und auch mit Ihrem Partner/Ihrer Partnerin werden Sie einen schwierigen Beziehungstest durchstehen müssen.

Die Aufgabe von forensisch-psychiatrischen und psychologischen Sachverständigen besteht nicht darin, zu beweisen, dass jemand die Bilder selbst heruntergeladen oder nicht heruntergeladen hat. Aber ein Gutachten kann und sollte dazu beitragen, die Persönlichkeit insgesamt zu erfassen und zu beschreiben. Die gesamte juristische Würdigung von Fakten und Beweisen ist und bleibt Aufgabe des Gerichts.

Dass Anschuldigungen korrekt aufgearbeitet werden müssen, ist wohl unstrittig und Merkmal rechtsstaatlichen Vorgehens. Aber es dient auch niemandem, sich auf wirklich absurde Opfer-Narrative zu stürzen. Das kann fatale Folgen haben und trägt damit selbst zur „Mechanik des Bösen" bei. Üble Nachrede kostet auch Leben.

Womöglich blenden wir die Perfidie der bösen Handlungen in diesem unterschwelligen Bereich aus, weil die meisten Menschen zu Recht von sich behaupten würden, dass sie niemanden umbringen wollen, jedenfalls nicht wirklich und ernsthaft, während falsch Zeugnis reden vielleicht schon näher am Klatsch und Tratsch und an den eigenen Fehlverhaltensweisen ist. Natürlich lässt sich über „das Böse" aus einer bequemen Komfortzone besser nachdenken, wenn man es per se in einem Gebiet verortet, welches man mit sehr großer Wahrscheinlichkeit niemals betreten wird.

Die Gebote 9 und 10 (Du sollst nicht begehren deines Nächsten Haus. Du sollst nicht begehren deines Nächsten Weib, Knecht, Magd, Vieh, noch alles, was dein Nächster hat.) kann man auch in die Nähe des siebten Gebots rücken, aber die beiden Gebote gehen im Grunde darüber hinaus und richten sich auch auf sozial schädliche und beziehungsfeindliche Aspekte wie Habsucht, Gier, Missgunst und Neid als mitunter beträchtliche Motive, einem anderen Menschen oder ganzen gesellschaftlichen Gruppen auf der politischen Ebene zu schaden.

Das Kreieren von Feindbildern durch allgemeine und pauschalisierende Zuschreibungen bestimmter Eigenschaften oder Verhältnisse (z. B. „die Reichen“, „die Kinderlosen“, „die Akademiker“, „die da oben“, „die Asylanten“, „die Flüchtlinge“ etc. etc.) kann zu Sprengstoff für die Gesellschaft werden.

Diese Gebote zielen auf die zerstörerische Wirkung des Sich-Vergleichens ab. Nun gehört ein Sich-Vergleichen zur sozialen Realität, und Vergleiche verhelfen einem auch dazu, sich selbst realistisch in Bezug auf die Umwelt einzuschätzen. Diese Art von Vergleich im Sinne der selbstreflexiven Übung ist damit aber nicht gemeint, sondern der Vergleich im Sinne eines „Warum hat der andere und ich nicht?“. Hier allerdings zeigt sich auch schon die Doppelbödigkeit eines solchen Phänomens: Einerseits kann daraus völlige Lethargie erwachsen, andererseits aber auch der Ansporn, sich selbst ins Zeug zu legen.

In unserer säkularen Welt sind die *Zehn Gebote* nicht unmittelbar präsent, aber der Katalog ist – verblüffenderweise – trotzdem auf aktuelle Probleme menschlichen Zusammenlebens anwendbar, einschließlich der Debatte um Fake News, die im Grunde erst in den letzten Jahren ins gesellschaftliche Bewusstsein gedrungen ist. Im Grunde sind sie ein Katalog der „universellen Ursachen menschlicher Missetaten“, und zwar aus einem „Geist der Verführung“ heraus, der seine Wurzel darin zu haben scheint, dass wir uns in unserem Leben mit unserem Sosein nicht selbst annehmen können. Kurzum: Es ist *auch* ein Problem des malignen Narzissmus, der sich bündig folgendermaßen beschreiben lässt: Die instabile, überaus fragile Selbstwertregulation des narzisstisch gestörten Menschen funktioniert im Falle des malignen Narzissmus nur durch die Zerstörung des Gegenübers.

Wir finden in metaphysischen Narrativen und in Geboten, die in religiös-spirituellen Kontexten Eingang in die Menschheitsgeschichte gefunden haben, Muster und Anspielungen auf menschliches Verhalten, das auf (strafrechtliche oder moralische) Verfehlungen hinweist. So verhält es sich auch mit dem Katalog der sogenannten *Sieben Todsünden*, dessen Begrifflichkeit für uns Heutige fremd, unangenehm autoritär und unpassend klingt. Trotzdem ist der Begriff immer noch für eine aktuelle Überschrift in völlig anderem Zusammenhang gut. In der Zeitschrift *Verkehrsrecht* wurde 2020 die Überschrift *Die sieben Todsünden im Straßenverkehr*[13] ersonnen, und die Überschrift erzeugt nicht nur sofortiges Interesse, sondern auch innerlich ein unwillkürliches Zusammenzucken im Sinne von „Tu das auf gar keinen Fall!".

Das Motiv der *Sieben Todsünden* hat sogar Eingang in Online-Computerspiele gefunden und zieht sich durch die gesamte Kunst- und Kulturgeschichte bis in die Gegenwart. Von daher sei ein Blick auf diesen Katalog erlaubt, wenn wir später in den „Rucksack" von Personen schauen und uns die Frage stellen, warum wir als Menschen „Böses" tun.

Die *Sieben Todsünden* spiegeln Persönlichkeitsmerkmale und Charaktereigenschaften wider: Hochmut (Superbia), Geiz (Avaritia), Wollust (Luxuria), Zorn (Ira), Völlerei (Gula), Neid (Invidia) und Faulheit (Acedia).

Den einzelnen Begriffen sind artverwandte Begriffe zugeordnet. So werden mit dem Hochmut auch Stolz und Eitelkeit in Verbindung gebracht, mit dem Geiz die Habgier, mit der Wollust die allgemeine Neigung zu Ausschweifung und überbordender Genusssucht, mit dem Zorn die Wut und Rachsucht, mit der Völlerei die Maßlosigkeit und Selbstsucht allgemein, mit dem

Neid auch die Missgunst und Eifersucht und mit der Faulheit nicht zuletzt die Feigheit und Ignoranz.

Man muss nicht religiös geprägt, geschweige denn in irgendeiner Weise konfessionell gebunden sein, um mit einigem Respekt festzustellen, dass sich diese Charaktereigenschaften im Spektrum forensisch relevanter Persönlichkeitseigenschaften und in einigen Diagnosen zeitgemäßer psychiatrischer Klassifikationssysteme einzeln oder in Kombination mühelos wiederfinden. Und wenn man mich fragt, was ich beruflich mache, so habe ich bislang vor dem Hintergrund meines gelegentlich sehr bewusst zur Geschmacklosigkeit neigenden Humors häufig geantwortet: „Ich lebe von Mord, Totschlag, Raub und Vergewaltigung." Falsch ist die Antwort ja nicht, denn auch sie verhält sich wie die unteilbare Vorder- und Rückseite der Münze. Aber ich könnte ebenso mit Fug und Recht behaupten: „Ich befasse mich professionell mit den *Sieben Todsünden*."

Hochmut, Gier, Zorn und Neid sind Eigenschaften, die sich im Falle narzisstischer Selbstwertregulationsstörungen (also narzisstischer Persönlichkeitsstörungen) zeigen. Grenzenlose Gier in schier absurdem Ausmaß finden wir bei Betrügern, die selbst gestandene Geschäftsleute mit vermeintlich realistischen Investmentchancen locken und um Millionen bringen, aber vom Motiv der Gier her natürlich auch bei Erpressern und Entführern. Überhaupt erscheint Kriminalität, die mit minimaler Anstrengung bzw. mit prekärer Arbeit anderer Menschen maximalen Gewinn zu erzielen trachtet, eine Kombination von Gier und Faulheit zu sein. Nun könnte man konkretistisch einwenden, dass z. B. das Planen einer erfolgreich und auf längere Sicht angelegten Entführung doch einiges an Vorbereitung erfordert und von daher „Faulheit" nicht unterstellt werden kann.

Natürlich sind akribische Planungen schwerwiegender Delikte auch mit Aufwand verbunden, aber der Ertrag, der so erzielt werden soll, steht nun in gar keinem Verhältnis zu den normalen Lebensläufen bürgerlich geprägter Ausbildungskonzepte und Verdienstchancen, und zwar selbst dann nicht, wenn es sich um Personen handelt, die später durch ihre Tätigkeiten überdurchschnittliche Einkommen erzielen. Wenn es darum geht, ein einsames Häuschen anzumieten, den Keller einigermaßen schalldicht und ausbruchsicher umzubauen und dann mit einem sieben- bis achtstelligen Gewinn (bar und steuerfrei versteht sich) im Köfferchen zu rechnen, wird sicher deutlich, was gemeint ist.

Rachsucht und Eifersucht sind Motive für zahlreiche Tötungsdelikte. Neid wirkt subtiler und findet sich häufiger bei Verhaltensweisen, die mit Denunziation und Rufschädigung zusammenhängen. Die „Wollust" ist für uns in ihrer pejorativ gemeinten sexuellen Bedeutung mittlerweile befremdlich geworden, aber das Motiv findet sich zumindest bei Sexualstraftaten, die aufgrund ausgeprägter sexueller Präferenzstörungen von Menschen begangen werden, die wiederum zum Teil unter einer ganz beträchtlichen Vereinnahmung ihres Denkens durch abnorme sexuelle Wünsche leiden. Diese als „Hypersexualität" oder als „Sexomania" oder „paraphilia related disorder" bezeichnete Störung schränkt die gedankliche und die Verhaltensfreiheit von Menschen zum Teil in einer massiven, quälenden und in ihren sozialen Auswirkungen für die betroffene Person selbst schädigenden Weise ein.

Jede noch so positiv besetzte Handlung verliert ihre positive Erlebnisqualität, wenn sie zum Zwang wird. Dem Alkoholiker macht das Trinken auch keine Freude mehr. Er muss es einfach tun.

Das Konzept der *Sieben Todsünden* verweist also darauf, dass dem Menschen Verhaltensbereitschaften und Motive zu eigen sind, die ihn anfällig machen für die Begehung von Straftaten und ihn abbringen von seinem Bewusstsein dafür, als Mensch *so gemeint* zu sein, wie er ist.

Das Problem der Erkenntnis, wie wir es in der Paradiesgeschichte aufgezeigt bekommen, scheint weniger die Erkenntnis selbst als die Hybris zu sein, die aus ihr erwachsen kann.

Im Buddhismus spielt die stetige Übung des Geistes eine zentrale Rolle in der demütigen Hoffnung auf das Erlangen von Erleuchtung. Erleuchtung als die umfassendste Form der Erkenntnis vom Sein des gesamten Universums bedeutet hier Befreiung von allem Übel. Die Buddha-Natur wird grundsätzlich jedem Menschen zugeschrieben, auch wenn nur äußerst wenige Menschen in ihrem Leben zu großen spirituellen Erfahrungen kommen. In der buddhistischen Meditation geht es um das „tiefe Erkennen der letztlich gültigen und vollkommenen Realität“[14]. Die Frage, warum es „das Böse“ in der Welt gibt (unter völliger Ausblendung dessen, dass nicht mal verbindlich klar ist, was darunter zu fassen ist), kann im Grunde nur auf einer Ebene beantwortet werden, die dieser vollkommenen Realität entspricht. Das Problem dürfte, abgesehen von der äußerst geringen Zahl von Menschen, die dazu befähigt sind, darin bestehen, dass wir sie nicht verstehen können, weil sich ihnen Dinge und Zusammenhänge darstellen, die wir nicht erkennen können (sonst bräuchten wir diese Fragen auch nicht zu stellen und müssten uns nicht ständig wundern).

Wieder kommt einem der Begriff des Abgespaltenseins in den Sinn, denn das größte Hindernis auf dem Weg zur Erkenntnis ist die Ich-Anhaftung im Sinne eines Bewusstseinskonstrukts, das auf das Engste mit unserem Identitätsbegriff und dem Entwickeln von Sinnkontinuität im Leben verbunden ist.

Dass es ein Heraustreten aus dem alltäglichen Bewusstsein (ohne Drogen und ohne dies mit einer Psychose zu verwechseln) grundsätzlich gibt, kann man von Menschen erfahren, die sich z. B. intensiv mit ZEN-Buddhismus oder mit anderen Formen spiritueller Übung und geistiger Vertiefung befasst haben. Die Atemtherapeutin Lies Groening lebte in den 50er- und 60er-Jahren zweimal in einem ZEN-Kloster in Kyoto und schildert in ihrem Buch *Die lautlose Stimme der einen Hand* folgende Erfahrung: „Dann war ich in einem Zustand, der außerhalb jeder Vergleichsmöglichkeit war. Ich war mitten in mir, unwiderruflich. Diese Mitte lag viel tiefer innen als alles, was ich bisher als Innen erlebt hatte. Gleichzeitig war ich in einer Stille, die mich raumlos umschloss in tiefer Lautlosigkeit. Es war das Tiefste an Stille, was meine Sinne jemals gekannt hatten, und gleichzeitig umschloss diese Stille den höchsten Grad lebendiger Kraft, den ich je hatte erfassen können. Es war ein Erleben, das alle Vorstellungen überschritt.“[15] Daran erinnert auch etwas in dem Zitat des Apollo-Astronauten Edgar Mitchell: „Was ich auf dieser dreitägigen Heimreise erlebt habe, war nichts Geringeres als ein überwältigendes Gefühl universeller Verbundenheit. Ich habe tatsächlich etwas empfunden, was als Ekstase der Einheit bezeichnet worden ist. [...] Ich habe das Universum als in gewisser Weise bewusst wahrgenommen. Der Gedanke war so groß, dass er unaussprechlich schien, und in hohem Maße ist er dies immer noch.“[16]

Es geht nicht um „Esoterisches“, sondern vielmehr um das genaue Gegenteil. Spirituelle Texte in allen großen Weltreligionen und individuelle außergewöhnliche Erfahrungen von Menschen, die sich einem langen Weg geistiger Übungen verschreiben, schildern eine mentale Vergegenwärtigung einer Einheit, eines Eins-Seins, das die Vorstellungen unseres dualistischen Bewusstseins gänzlich übersteigt und ein Gefühl tiefer Demut erzeugt.

Kehren diese Personen in die „normale Bewusstseinslage im Alltag" zurück, sind sie wieder in dem Erleben von Trennung (nur mit dem Unterschied, dass sie unwiderruflich auf etwas zurückgreifen können, das sich dem durchschnittlichen Menschen entzieht, ihm aber *potenziell* ebenso zuteilwerden könnte).

Auch Platons bekanntes Höhlengleichnis lässt sich durchaus in diesem Sinne verstehen, inklusive der ziemlich bedrohlichen Stelle, an der Platon schildert, dass derjenige, der von seiner Erfahrung außerhalb der Täuschungen berichten würde, nicht nur Hohn, Spott und Unverständnis ernten, sondern möglicherweise auch getötet werden würde.

Ein Merkmal des „Bösen" ist die Grenzverletzung, der Verlust oder aber der genuine Mangel des inneren Erlebens einer Grenze, einer Schranke. Auch darin liegt sicherlich ein Motiv für die Faszination, die vom „Bösen" ausgeht. Die meisten Menschen kennen diese inneren Schranken – zumindest unter insgesamt sehr glücklichen Lebensumständen. Wie wir in Extremsituationen handeln würden, wissen wir nicht wirklich. Aber die Vorstellung, dass es Menschen gibt, die eine solche innere Schranke nicht haben, ist so kurios, dass Menschen in Anbetracht bestimmter Delikte ratlos bleiben. Erst kürzlich wurde ich noch mal auf den Fall des „Uhrenliebhabers" angesprochen, bei dem es sich um einen Mann handelte, der aus Habgier alte Menschen tötete und ihnen ein paar Hundert DM raubte, um sich damit teure Armbanduhren zu kaufen, und der dabei seinen Vertrauensvorschuss als Krankenpfleger ausnutzte.

Ich wurde gefragt, wie sich der Täter wohl fühlen muss. Auf welcher Ebene man diese Frage wirklich sinnvoll beantworten kann, sei dahingestellt, aber ich kann sagen, dass der Täter eine strikt egozentrische Perspektive hatte. Er artikulierte Verachtung für seine Opfer, sagte, dass sie lange genug gelebt hätten, und er hatte offenbar für sich die Überzeugung gewonnen, dass er jetzt als junger Mensch auch mal an der Reihe sei. Wenn dann noch gute Tatgelegenheiten hinzukommen und sich auch noch echte Taterfolge ergeben (also zumindest in Bezug auf den Umstand, dass die Tötung nicht entdeckt wird), dann kann man sich vielleicht in eine derart kaltblütige Unbeschwertheit hineindenken. Es ist schwer vorstellbar, aber es gibt Menschen, die absolut kühl und ohne jeglichen Beziehungsaspekt zum Gegenüber denken und handeln.

Besondere Aufmerksamkeit bei der Beschäftigung mit dem „Bösen" gilt also der Tabulosigkeit. Das Wort „Tabu" stammt aus dem Polynesischen und meint etwas, das einerseits „heilig" und andererseits „verboten" ist. Ein Tabu ist ein *inneres* Gesetz, es ist mit einer inneren affektiven Evidenz belegt. Man weiß um das Tabu höchstselbst. Es kann dann in menschlichen Gesellschaften letztlich auch Eingang in ein formales Gesetz finden. Es ist aber ein Verbot vor aller Erfahrung, man unterwirft sich dem Verbot, um auf magisch-mystische Weise in Kenntnis einer Gefahr von unwiderruflichem Übel verschont zu bleiben. Ein solches Tabu *kann* man nicht übertreten, wenn man es in sich spürt. Es geht vielmehr um die Frage, warum viele Menschen um Tabus wissen und einige sie nicht ausbilden.

Man kann *fremdzugeschriebene* Regeln übertreten, weil sie offenbar keine persönliche affektive Evidenz besitzen. Hier kommt wieder der Aspekt der „Beziehungslosigkeit" in unserem

Beispiel vom Uhrenliebhaber zum Tragen. Wenn die von anderen Menschen aufgestellte Regel nicht gilt, dass man nicht töten darf, weil es eben doch „in Betracht kommt“, wenn die Umstände der Entdeckung minimal und der angenommene Gewinn und Vorteil „beträchtlich“ sind, übertritt er kein Tabu, weil er schlichtweg keines kennt.

Ob jemand also Tabus kennt und ein Leben lang befolgt, hat etwas mit seiner Beziehungsfähigkeit zur Welt zu tun und mit der Ahnung, dass bestimmte Verfehlungen nicht wiedergutgemacht werden können.

Ein Grund für das Interesse am „Bösen“, den ich eher der „Eitelkeit“ zuordne, ist das Motiv der vermeintlichen „moralischen Überlegenheit“. Solche Bedürfnisse spiegeln sich in einer entmenschlichenden Wortwahl wie „Monster“ oder „Bestie“. Es ist die Überlegenheitsattitüde des „Ich nicht“.

Bei der Frage nach dem „Bösen“ schwingt gelegentlich ein Unterton des Erstaunens mit – nach dem Motto: Wie kann man nur so etwas tun? Was so viel heißt wie: Ich könnte / ich würde das niemals tun! Und da setze ich wieder mit der Imaginationsübung ein. Sie wissen nicht, wie Sie als 15-jährige vergewaltigte Mutter zu Ihrem Kind wären. Und seien Sie dankbar dafür, dass Sie es nicht wissen. Es geht nicht darum, etwas zu unterstellen, sondern nur darum, sich klarzumachen, dass eine Menge im Leben schiefgehen kann, ohne dass man selbst dazu etwas beigetragen hat, die „Suppe aber irgendwie auslöffeln“ muss.

Die Frage nach der Herkunft des „Bösen“, nach dem „Warum“ innerhalb der psychologischen Wissenschaften greift zu kurz, weil der Kern unserer menschlichen Existenz in Anbetracht seiner Bezüge zum Existenten insgesamt nicht vollständig durch Psychologie und Psychiatrie erfasst werden kann, aber

Psychologie, Neurobiologie, Epigenetik und Psychiatrie können sehr gut erklären, wie gewissermaßen die „psychische und zerebrale Hardware“ des Menschen funktioniert, um die Wahrscheinlichkeit zu erhöhen, sich im Leben in destruktive Verhaltensmuster zu verstricken. Einige Aspekte, die zum destruktiven menschlichen Handeln beitragen, will ich beschreiben; dazu hat unser Imaginationsbeispiel zu Beginn schon einige Hilfe geleistet. Ein Kernproblem bezeichne ich in übergeordneter Weise als „Abgespaltensein“.

Es gibt ein paar ganz grundlegende Faktoren, die die Wahrscheinlichkeit sehr stark verringern, dass ein Mensch anderen Menschen großen Schaden zufügt und gewalttätig wird: ein liebevoll-aufmerksames Elternhaus, das in der Erziehung aber auch Grenzen setzt und adäquate Anforderungen stellt, an denen ein Kind wachsen kann; eine gute Impulskontrolle und Emotionsregulation, eine geringe Kränkbarkeit, die Fähigkeit zum Perspektivenwechsel und zur realistischen Einschätzung seiner selbst, die Fähigkeit, eigene Emotionen zu erkennen und zu verbalisieren, die Fähigkeit zum Belohnungsaufschub und kein relevanter Konsum von Suchtmitteln. Bei der Aufzählung dieser Faktoren habe ich biologische Eigenschaften wie das Geschlecht gänzlich unberücksichtigt gelassen.

### *Vorgeburtliche Einflüsse und Erfahrungen in der Kindheit*

Wer als „Psycho-Sachverständiger“ etwas über Straftäter sagt, wird rasch in die Ecke derer gestellt, die angeblich behaupten, der Täter könne für alles nichts, weil – so die burschikose und sehr grobe Formulierung – „die Muttermilch sauer“ gewesen sei.

Diese Zuschreibung hat selbst etwas latent Aggressives und hinterlässt bei mir immer den Beigeschmack, dass der- oder diejenige selbst die ein oder anderen erlittenen Härten negiert und von daher nicht mit dem Blick auf sich selbst und den eigenen Emotionen, die so gut in Schach gehalten werden, konfrontiert werden möchte. Es geht nicht um Rechtfertigungen, Entschuldigungen oder Relativierungen.

Es geht hier nachfolgend nur um eine winzig kleine Skizze aus einem unglaublich großen Forschungsfeld der Entwicklungspsychologie, das zeigt, dass wir in entscheidenden Bereichen unseren Werkzeugkasten für die Bewältigung unseres Lebens schon sehr früh bereitgestellt oder vorenthalten bekommen – oder das Werkzeug eben schlecht ist.

Schauen wir uns den Inhalt des „Rucksacks“ an, den wir im Leben als Gepäck der Ressourcen und als Last mit uns herumtragen und in den wir die ein oder andere frei gewählte Sache hineintun und ein paar andere, lose im Gepäck herumliegende Dinge aussortieren können.

Unseren Ursprung nimmt unsere Existenz biologisch bekanntlich durch die Fusion von Ei- und Samenzelle, sodass ein Individuum entsteht, das in der Regel den Chromosomensatz 46 XX (weiblich) oder 46 XY (männlich) hat. Die sogenannte Nidation, die Einnistung der befruchteten Eizelle in die Gebärmutterschleimhaut, findet in der 1. Woche nach der Befruchtung statt. Die Gebärmutterschleimhaut ist also gewissermaßen der erste „Heimatort“ unserer Existenz. Schon diese Umstände, unter denen das geschieht, können von ihrem Beziehungsaspekt her, wie oben geschildert, beträchtlich unterschiedlich ausfallen.

Bereits um den 20. Tag herum beginnt das Herz zu schlagen. Bis zur 8. Embryonalwoche sind alle Organe entstanden. Ab der

9. Woche spricht man von der Fötalzeit. In dieser Zeit geht es nur noch um Wachstum und Reifung. Unser Gehirn bildet in der Fötalzeit Hunderttausende von Nervenzellen – in jeder Minute.[17] Die Muster der Verschaltung der Nervenzellen folgen zunächst nur einem vorläufigen Plan, wobei die Dichte der Verschaltung der Nervenzellen im Gehirn bei einem Kind im Grundschulalter höher ist als bei einem Erwachsenen und sich ab der Pubertät langsam auf das Erwachsenen-Niveau reduziert. Für die Ausreifung des Gehirns spielt die sensorische Umgebung eine ebenso große Rolle, wie es kritische Entwicklungsphasen der Hirnreifung gibt, deren Fahrplan offenbar einem genetischen Muster folgt. Es ist bekannt, dass Störungen in der vorgeburtlichen Entwicklung eines Menschen prägenden Einfluss auf das spätere Leben haben können. Zum einen ist das Kind Alkohol-, Drogen- oder Medikamenteneinflüssen der werdenden Mutter ausgesetzt. Bereits geringer Alkoholkonsum der werdenden Mutter führt zu einer Steigerung von Schreckreaktionen des Fötus ab dem 4. Monat. Dies wird als Zeichen einer zumindest vorübergehenden Verzögerung der neuronalen Reifung gedeutet.[18] Rauchen beeinträchtigt die Körperbewegungen des Fötus und verändert auch die fötalen Atemmuster.[19] Alkoholmissbrauch und Rauchen in der Schwangerschaft erhöhen das Risiko um das Doppelte bis Vierfache, ein Kind mit Störungen des Sozialverhaltens zur Welt zu bringen.[20]

Ich nenne diese Beispiele nur, weil es sich hier um Umwelteinflüsse handelt, die grundsätzlich an menschlich entscheidbares Verhalten gebunden sind. Dass Besonderheiten des Chromosomensatzes Auswirkungen auf die menschliche Entwicklung haben, ist evident, doch die kann man nicht beeinflussen. Für die Reifung des Fötus spielt es aber eine Rolle, ob die Mutter Suchtstoffe konsumiert oder nicht. Was für eine Persönlichkeit ein Mensch also später entwickelt und wie er damit durch das Leben kommt, wird bereits vom Verhalten der werdenden Eltern beeinflusst.

Zum „Seelenleben des Ungeborenen", wie Bindt es in dem Fachbuch zur Entwicklungspsychiatrie[21] benennt, wird ausgeführt, dass der Mensch als ungeborenes Wesen in der Einheit mit der Mutter lebt und durch die Geburt diese physiologische Einheit naturgemäß aufgegeben wird. Für gewöhnlich nehmen wir an, dass es sich um eine Phase umfassenden Schutzes handelt. Aber je nach sozialer Situation der werdenden Mutter kann es sich um einen sehr unsicheren Schutzraum handeln.

Ich habe mal einen Mann begutachtet, der eine schwere Alkoholsucht hatte und seine Freundin im Streit erwürgt hatte, nachdem diese ihn im Suff mit einer sehr verletzenden, provokanten Äußerung bezüglich seiner Sexualität gereizt hatte. Der Mann stammte aus einem äußerst gewalttätigen Elternhaus und die Gewalttätigkeit ließ sich bis in die Großelterngeneration zurückverfolgen. Er berichtete, dass sein Großvater mütterlicherseits seine Großmutter als schwangere Frau so schwer misshandelt hatte, dass sie einen Zwilling verlor und später von ihrem Mann getötet wurde.

Natürlich sind das extreme Beispiele, aber wir haben es bei unserer Frage nach den Ursachen für das „Böse", das Personen begehen, mit Extremvarianten menschlichen Verhaltens zu tun.

Sicher ist, dass mütterlicher Stress langfristige Folgen auf die Fähigkeit zur Emotionsregulation des Kindes haben kann. Wie bedeutsam eine Reizkonfrontation intrauterin ist, zeigt sich an Tierversuchen mit Föten, die so unangenehmen Gerüchen ausgesetzt wurden, dass diese sie später bis ins Erwachsenenalter hinein mieden. Interessant sind Befunde beim Menschen, dass Kinder im Mutterleib offenbar die Sprachmelodie der

Muttersprache ihrer Mutter erkennen und vier Tage alte Säuglinge französischer Mütter zwischen einer französischen und einer russischen Audio-Aufnahme unterscheiden konnten und ihr Saugmuster änderten.

Es werden hitzige Debatten darüber geführt, ob der Fötus ein psychisches Erleben im Sinne von Bewusstsein hat. Auf jeden Fall ist er selbst ein aktiver Interaktionspartner im Zusammenspiel mit der Mutter. Wenn die Mutter aufgrund eigener massiver psychosozialer Belastungen oder Unreife z. B. die Schwangerschaft negiert, ist die Bereitschaft der Mutter, auf die aktiven Signale des Kindes zu reagieren, massiv gestört. Das Kind nimmt Kontakt mit der Mutter auf, bekommt aber keine entsprechende Resonanz.

Emotionen entstehen durch die Bewertung und Zuschreibung von Zuständen durch andere Personen.[22] Wir alle handeln normalerweise intuitiv völlig richtig, wenn wir bei sehr kleinen Kindern Emotionsausdrücke besonders verstärken. Wir verhalten uns dann selbst völlig kindlich und sprechen mit einer hohen, niedlichen Stimme, reichen dem Kleinkind einen Gemüsebrei und rufen in grenzenloser Begeisterung aus: Eiii, ist das feiiin!

Das Kind lernt so, dass hier offenkundig irgendetwas Schönes, Erfreuliches passiert. Ob das jetzt mit Gemüsebrei wirklich gut und überzeugend funktioniert, sei dahingestellt, aber ein schönes Kuscheltier oder Ähnliches könnte vielleicht wirklich Anlass zu Freude und Begeisterung sein. Die Emotionsregulation wird begriffen als „ein Prozess, durch den Menschen beeinflussen, welche Emotionen sie haben, wann sie sie haben und auf welche Weise sie diese Gefühle erleben und ausdrücken…“[23]. Wer sich beruflich mit Gewaltstraftäter*innen befasst, wird feststellen, dass diese oftmals ein äußerst eingeschränktes Repertoire an Emotionen haben und Emotionen auch überhaupt nicht schildern und differenzieren können. Die maximale Unterscheidung lautet „geil" und „scheiße". Es ist immerhin gut, wenn man diese beiden Bewertungen zumindest trennscharf auseinanderhalten kann. In Bezug auf die Begehung von Sexualstraftaten gelingt offenkundig nicht mal das. Aber das Leben ist doch in all seinen sozialen und emotionalen Erlebnisqualitäten viel differenzierter.

Jetzt schauen wir wieder in unseren „Rucksack" und überlegen uns mal anhand der unerfreulichen Imaginationsübung, wie viel Emotionsregulation und Emotionsspiegelung ein Kind wohl von den Eltern lernt, wenn es völlig abgelehnt wird. Wie viel Spiegelung und Hilfe bei der Emotionserkennung und Emotionsregulation wird ein sehr kleines Kind erfahren, wenn die Eltern schwer heroinabhängig und den ganzen Tag damit beschäftigt sind, Geld für „Stoff" aufzutreiben, und das Kind in seinen Windeln gänzlich sich selbst überlassen? Die Fähigkeit, Emotionen zu regulieren, verändert sich mit den unterschiedlichen Entwicklungsschritten und mit dem Erwerb von Sprache, logischem Denken und der Befähigung, eine Meta-Ebene zum eigenen Erleben einzunehmen. Wie gut wird Ihr Spracherwerb sein, Ihre Befähigung zum logischen Denken und das Reflektieren von Selbst und Welt auf einer Meta-Ebene, wenn Ihre Gehirnreifung schon wegen Alkohol- und Drogenkonsum in der Gebärmutter schwierig war, Sie vielleicht mit der Geburt schon Ihre erste Entziehungskur machen, Sie kaum irgendeine liebevolle, aufmerksame und regelmäßige soziale Zuwendung von Ihren Eltern erhalten?

Säuglinge drücken bereits nach wenigen Tagen Emotionen aus. Mit drei Monaten gibt es schon ein ganzes Spektrum an Freude und Überraschung bis hin zu Abneigung und Unbehagen.

Normalerweise reagieren Mütter binnen einer Sekunde auf die emotionalen Äußerungen ihrer Säuglinge und es kommt dergestalt zu einer Kommunikation zwischen Mutter und Kind.

Was bedeutet es für Sie als Kind in Bezug auf die körperliche Unversehrtheit und Zuwendung, wenn der neue Lebensabschnittsgefährte Ihrer Mutter selbst aus solchen unzulänglichen Verhältnissen kommt und das versonnene Lächeln des Säuglings als Häme und überhebliches Grinsen ihm gegenüber missinterpretiert und anfängt, Sie als kleines Kind zu misshandeln, um Ihnen den Hochmut des Säuglings gegenüber einem Erwachsenen schon auszutreiben?

Man weiß von Eltern bzw. sozialen Bezugspersonen, die kleine Kinder misshandeln, dass diese nicht in der Lage sind, die mimischen Ausdrucksformen von Kindern angemessen zu interpretieren. Das Lächeln, über das sich jeder „normal sozialisierte Mensch" bei einem kleinen Kind freut und das Menschen üblicherweise sofort in gute Laune versetzt und Warmherzigkeit erzeugt, wird von misshandelnden Eltern als Häme, Hochmut, Verhöhnung und feindseliger Ausdruck missinterpretiert und führt zu gewalttätigem Verhalten.

Säuglinge sind darauf angewiesen, dass Emotionen von außen durch Bezugspersonen begleitet und reguliert werden. Haben Sie ein misshandelndes, gewalttätiges, intoxikiertes oder schlichtweg sehr wenig aufmerksames Umfeld, gelingt das nur sehr unzureichend. Ist ihr Umfeld formal geordnet, aber emotional kalt und abweisend, dann gibt es so viel Pflege wie gerade notwendig, um ihr Überleben zu sichern, aber nicht so viel, um Ihr Er-Leben zu differenzieren.

Noch einmal zurück zur Sprache: Wir lernen als Kleinkinder, unser Befinden auszudrücken. Zunächst bezieht sich dies auf elementare Bedürfnisse wie Hunger, Durst und Schlaf und wird dann zunehmend komplexer. Die Erziehungspersonen vermitteln dem Kind auch Folgen für seine Gefühle, also was z. B. gut oder nicht gut ist. Außerdem müssen falsche Zuschreibungen von Gefühlen korrigiert werden. Wenn ein Kind also einen falschen Begriff für ein anderes Gefühl benutzt, muss es den richtigen Begriff lernen. Auch die Fähigkeit zur Übernahme einer emotionalen Perspektive entwickelt sich im Kleinkindalter. Ein Kind von drei Jahren kann z. B. vorhersagen, dass eine Puppe, von der es heißt, sie möge besonders Hunde, sich freuen wird, wenn sie einen Hund sieht – und zwar auch dann, wenn das Kind selbst keine Hunde mag.[24] Inwieweit Kinder aber dazu befähigt werden, die Perspektiven anderer Menschen zu übernehmen, hängt davon ab, wie ausgeprägt in der Familie über Befindlichkeiten gesprochen wird. Kinder entwickeln sich besser in verbalisierungsfreudigen Familien. Auch der Erziehungsstil der Eltern hängt von deren Verbalisierungsfähigkeit ab. Negative Bewertungen werden eher begründet und erläutert. Die andere, extreme Variante unter Verzicht auf Erklärungen ist, das Kind zu misshandeln.

Wie wir die Welt, in der wir leben und mit anderen Menschen interagieren, wahrnehmen, ist abhängig von unseren frühen sozialen Erfahrungen. Wachsen wir selbst in einer feindseligen Umgebung auf, ist unsere Information über die *faktische Beschaffenheit* unserer Welt feindselig. Man weiß, dass aggressive Kinder der Umgebung eher feindselige Absichten unterstellen, auch bei Ereignissen, die unverschuldet und nicht böswillig sind. Aggressive Kinder können auch weniger sozial angemessene Verhaltensweisen benennen, um Probleme zu lösen. Sehr viel später wird das dann u. a. Gegenstand von kriminaltherapeutischen Programmen sein. Im Grunde haben alle kriminaltherapeutischen Programme, die auf kognitiven und verhaltensverändernden

Strategien beruhen, genau diese Erziehungs- und Sozialisationsdefizite aus der Kindheit zum Gegenstand, bevor dann deliktspezifische Themen besprochen werden. In den Grundlagen geht es immer um das allgemeine soziale Verhalten wie das angemessene Äußern von Kritik, den angemessenen Umgang mit Kritik, das Verbalisieren von Emotionen, das Trainieren von Einfühlung in das Gegenüber, den Umgang mit unangenehmen Emotionen und Impulsen, das Erkennen von Signalen der Grenzsetzung des Gegenübers usw.

Arbeitslosigkeit und problematische ökonomische Verhältnisse korrelieren erwiesenermaßen mit Kindesmisshandlung.[25]

Die Fähigkeit, seine Aufmerksamkeit auf etwas zu richten, ist für alle Funktionsbereiche des Alltags, inklusive des Lernens, besonders wichtig. Diese Fähigkeit entscheidet über Schulerfolg und ist als Mangel korreliert mit dissozialer Fehlentwicklung. Die Fähigkeit zur Aufmerksamkeit korreliert mit der Intelligenz. Säuglinge zeigen bereits Gedächtnisfunktionen und können assoziativ lernen. Hängt man z. B. ein Mobile über das Bett eines Säuglings und befestigt es mit einem Band am Fuß, zeigen die Kinder mit Mobile doppelt so viele Strampel-Bewegungen, durch die sich das Mobile bewegt, als jene ohne solche beeinflussbare „Unterhaltung". Wenn ein Kind aber unter völlig depravierten Verhältnissen ohne angemessene Außenreize aufwächst, entfällt diese Lernerfahrung naturgemäß. Der Zugang zur Welt, den Sie sich in Ihrem Leben aneignen werden, beginnt in der Wiege.

Die Wahrscheinlichkeit, dass Sie in Ihrer Kindheit Gewalterfahrungen machen werden, weil z. B. der *Common Sense* in der Herkunftsgesellschaft Ihrer Eltern davon ausgeht, dass Kinder zur Erziehung geschlagen werden müssen, hängt also von den Grundannahmen Ihrer Eltern und deren Identifikation mit den Traditionen der eigenen Kultur ab. Auch hier in Deutschland hat sich die Einstellung zu gewaltfreier Erziehung in den zurückliegenden 25 Jahren deutlich verändert.

Ein Kind niederzubrüllen fanden 1996 58,7 % der Eltern angebracht, 5 Jahre später nur noch 40 %. Ihm eine schallende Ohrfeige zu verpassen sank in der Akzeptanz bei Eltern von 19,1 auf 9 %. Es mit einem Stock auf den Po zu hauen reduzierte sich von 5,2 auf 3 %. 82 % der Eltern sind der Ansicht, dass es besser sei, mit den Kindern zu reden als eine „lockere Hand" zu haben.[26] Pfeiffer et al. untersuchten die innerfamiliäre Gewalt gegen Kinder und Jugendliche und verglichen das Sanktionsverhalten von deutschen, südeuropäischen, osteuropäischen und türkischen Eltern.[27] Während aus der Stichprobe von 16.190 Jugendlichen 7,1 % der deutschen Jugendlichen misshandelt wurden, lag die Quote bei Jugendlichen aus Ex-Jugoslawien bei 18,8 % und bei türkischen Familien zwischen 21,1 und 24,8 %. Die Quote hängt dabei massiv von den sozioökonomischen Sorgen der Herkunftsfamilie ab. Auf der anderen Seite ist es für die Entwicklung eines angemessenen Sozialverhaltens ebenso schädlich, wenn Sie als Kind gar keine Grenzen gesetzt und keinerlei verbindliche Orientierung bekommen. Es geht also nicht darum, Verhalten auf der einen Seite des Spektrums zu kritisieren, um dann kritiklos in das völlige Gegenteil zu kippen.

Aus meiner eigenen Tätigkeit als Begutachterin von Fällen innerfamiliärer Kindesmisshandlung kann ich zudem bestätigen, was Publikationen zu Kindesmisshandlung zeigen: Das Risiko für Gewalt und Vernachlässigung ist vor allem ein Problem sehr junger Mütter und ihrer in der Regel auch sehr jungen Lebensabschnittsgefährten. Die Vernachlässigung ist dabei Folge eines geringen Interesses am Kind und an seiner Entwicklung sowie eine mangelhafte Aufsicht desselben. Es ist mitunter recht abenteuerlich, wie leichtfertig und völlig unbedacht in misshandelnden Familienkonstellationen dann Ärzten oder Kindergärtnerinnen gegenüber angegeben wird, dass die blauen Flecken am Kopf des Kindes und an den Augen von irgendwelchen Sturzunfällen aus großer Höhe („vom Stockbett gefallen“) stammen, während man normalerweise doch sagen würde: Sorry, man kann ein sehr kleines Kind nicht unbeobachtet auf die obere Etage eines Stockbetts setzen. Die Idee, dass man kleine Kinder zu ihrem eigenen Schutz beaufsichtigen muss, ist dort nicht vorhanden (abgesehen davon, dass diese Begründungen dann vorgeschoben sind und sich nicht mit den Verletzungsmustern in Einklang bringen lassen). Es existiert bei diesen Elternteilen, die sehr wohl um die Misshandlung ihrer Kinder wissen, überhaupt kein Bewusstsein darüber, dass auch die von ihnen abgegebene Begründung ein Ausdruck gravierender Mangelversorgung ihres Kindes ist.

Um nicht missverstanden zu werden: Jedes Kind fällt beim Spielen mal hin und jedes kleine Kind kann sich im Krabbelalter mal am Stuhlbein stoßen. Das ist hier aber nicht gemeint.

Die Ursachen der Vernachlässigung liegen aber noch viel weiter zurück: Die Säuglingsforschung betont die Rolle des Säuglings als aktiven Beziehungs- und Kommunikationspartner. Die psychische Reife beeinflusst auch die Fähigkeit zur Empathie, auf die Signale des Säuglings angemessen einzugehen. Wir haben als Beziehungswesen vier Grundbedürfnisse: das Bedürfnis nach Orientierung, Kontrolle und Kohärenz, das Bedürfnis nach Lust, das Bedürfnis nach Bindung und das Bedürfnis nach Selbstwerterhöhung.[28] Hostile, chaotische Aufwachsbedingungen frustrieren die Annäherungsziele, stärken die Vermeidungsziele und verunmöglichen letztlich Kongruenz, wodurch sich ein dauerhaft erhöhter Stresspegel ergibt. Kinder mit sicherer Bindung sind jenen mit unsicher-ambivalenter oder vermeidender Bindung hinsichtlich des Spiel- und Sozialverhaltens überlegen. Bindungsstile werden von Menschen bereits in früher Kindheit erworben und transgenerational weitergegeben. Der Bindungsstil der Großmutter sagt zu 75 % bereits das Bindungsmuster der Enkel vorher.[29]

Schauen sich Mütter und Säuglinge gegenseitig an, so reguliert die Mutter über diesen synchronisierten Blickaustausch das autonome Nervensystem des Kindes. Der frontale Blick der Mutter auf das Kind führt zur Stimulation des *Corticotropin releasing factors* (CRF) und erhöht damit die Ausschüttung von Noradrenalin (NA) und Dopamin (DA). Der Säugling wird hierdurch in eine positive Stimmung versetzt. Die aktivierten Dopamin-Rezeptoren im präfrontalen Cortex aktivieren ihrerseits Gedächtnis, Lernvermögen und andere kognitive Prozesse. Von Bedeutung ist dabei auch das sogenannte Trennungsangstsystem. Oxytocin und Prolaktin wirken beruhigend und werden bei einer intakten Mutter-Kind-Beziehung reichlich ausgeschüttet. Die Substanzen wirken auch gedächtnisfördernd.

Emotionale Verwahrlosung führt daher zu einem Differenzierungsmangel emotional-kognitiver Fähigkeiten. Im Tierversuch kann man zeigen, dass vernachlässigte Tiere ihre Nachkommen auch vernachlässigen. Verwahrlosung ist also ein transgenerationales Phänomen. Angst entsteht als Grundgefühl der eigenen Existenz und zieht pathologische Mechanismen der Angstbewältigung nach sich. Auch für die spätere Entwicklung eines dissozialen Verhaltens ist das Trennungsangstsystem von Bedeutung.[30]

Auf der biologisch-neurophysiologischen Ebene gibt es also ein Korrelat für einen Sachverhalt, der sich in bildhafter Sprache in den religiösen Narrativen spiegelt: die Vertreibung aus einem Zustand der Einheit.

Psychiatrisch würde ich es so formulieren, dass die Quelle aller boshaften Handlungen ein Leiden am Getrenntsein, ein Leiden am Abgespaltensein ist und dass letztlich auch Spaltungsprozesse in der Gesellschaft und im politischen Raum, die – wie wir aus der Historie bestens wissen – zu Menschheitskatastrophen führen, aus dieser Dynamik herrühren.

Die Vertreibung aus einem Zustand der Einheit erlebt der Dissoziale massiv. Wir alle erleben ihn aber auch in einer deutlich abgeschwächten Form als existenzielles Spannungselement in unserem Leben, nur mit dem Unterschied, dass bei einer leidlich geglückten Sozialisation diese Spannung in ein konstruktives und prosoziales Wirken-wollen mündet. Damit sehe ich die Ursache für „gutes" und „böses" Handeln letztlich in ein und derselben Quelle verankert. Um es noch einmal in die Metapher des „Rucksacks" zu überführen: Wir alle werden mit einem Rucksack geboren und ein einziges Element ist – neben einer genetischen Grundausstattung, die bewirkt, dass die DNA „Mensch" produziert – in allen Rucksäcken gleich: das Element des Erlebens von Trennung.

Die anderen Elemente bestimmen, wie wir mit diesem Ur-Erleben von Trennung umgehen. Dazu gehören die Faktoren, die uns über unsere Eltern und das Milieu, in das wir hineingeboren werden, prägen und die uns auf unserem weiteren Lebensweg sehr nachhaltig begleiten. Diese Elemente befördern die Wahrscheinlichkeit, entweder sozial schädlich oder konstruktiv zu handeln.

Die Folgen für die eigene Biografie sind langfristig spürbar: Vernachlässigte Kinder haben selbst später – und zwar unabhängig von einer Suchterkrankung der Eltern – ein signifikant höheres Risiko für Suchtmittelmissbrauch.[31] Auch ist das Risiko gewalttätiger Erziehung in suchtbelasteten Familien höher und Kinder erleben häufiger als Augenzeugen Gewalttätigkeiten der Eltern untereinander. Kinder aus solchen Familien haben zudem ein weitaus höheres Risiko, später Opfer sexueller Missbrauchstäter zu werden, weil pädosexuelle Täter ein sehr zielsicheres Gespür für die emotionale Bedürftigkeit von vernachlässigten Kindern und Jugendlichen haben und diese für ihre Kontaktanbahnung ausnutzen.

Wie schädlich Suchterkrankungen bei den Eltern für die Entwicklung ihrer eigenen Kinder sind, verdeutlicht auch eine Zahl aus Untersuchungen zur gewaltfreien Erziehung von Kindern in Familien mit suchtkranken Eltern. Nur 21,4 % der untersuchten Proband*innen berichteten von gewaltfreier Erziehung im Vergleich zu 46,5 % der Vergleichsgruppe, wobei in dieser Untersuchung ausnahmslos Proband*innen befragt wurden, die selbst in Entziehungskliniken waren.[32]

Auch die Erfahrung eigenen sexuellen Missbrauchs ist assoziiert mit einem späteren Alkohol- und Drogenkonsum, vor allem dann, wenn der Missbrauch vor Beginn der Pubertät erfolgt. Wenn aber Missbrauchshandlungen aufgedeckt, angezeigt und strafrechtlich verfolgt und sanktioniert werden, verbessert sich die Prognose für die Betroffenen, weil die Selbstwirksamkeit der Opfer dadurch zunimmt.

Bei Menschen mit sehr frühen traumatischen Erfahrungen findet man chemische Veränderungen an den Anti-Stress-Genen. Die Aktivität dieser Gene wird durch die Anlagerung bestimmter chemischer Gruppen (Methylierung) reduziert, und damit wird die neuronale Grundlage für die Verringerung von Stresserleben behindert. Man fand diese Unterschiede bei Suizidanten, indem man die Gene von Suizidanten mit Misshandlungserfahrung mit jenen von Suizidanten ohne Misshandlungserfahrung verglich und Letztere die Methylierung nicht zeigten.

Unsere Umwelterfahrungen verändern unser Gehirn. Der Nobelpreisträger für Medizin im Jahr 2000, Eric Kandel, konnte am Tiermodell nachweisen, dass durch Konditionierung (also das Setzen wiederholter Reize) die Menge des ausgeschütteten Transmitters erhöht wird.[33] Gelerntes wird dadurch gespeichert, dass sich die Synapsen strukturell verändern. Alles, was wir in der Kindheit aufnehmen, wird unsere synaptischen Vernetzungen langfristig verändern. Auch durch Sprache und Schrift entstehen bei Menschen unterschiedlicher Kulturkreise spezifische synaptische Muster. Kultur und Geist prägen das Gehirn. „Geist ist Wort", schrieb der Philosoph Martin Buber (1878 – 1965) im Jahr 1923, und ohne Zweifel klingt hier eine tiefe religiöse Dimension an, wie wir sie von dem Satz „Im Anfang war das Wort" kennen. Aber der Satz umfasst letztlich auch die Verankerung von Worten und Handlungen als Erfahrungsmomente im Organischen und die daraus folgenden Konsequenzen für eigene Verhaltensweisen. Mentale Prozesse verändern das Gehirn, das seinerseits mit seinen hinterlegten Mustern der Erinnerungen unser Verhalten beeinflusst.

Menschen unterscheiden sich in Temperament und Persönlichkeit. Unter Temperament versteht man grundlegende Prozesse im emotionalen Bereich, im Bereich der Reaktionsweise auf Stimuli und Eigenschaften wie Antrieb und Aktivitätsniveau. Das Temperament wird als typische Merkmalskombination eines individuellen Wesens begriffen und beschreibt im Grunde, wie stark sich Bedürfnisse und Absichten im Verhalten durchsetzen. Die Persönlichkeit hingegen ist nicht mit der Geburt fixiert, sondern entwickelt sich über die ganze Lebensspanne hinweg, wobei Kindheit, Jugend und Adoleszenz die wesentlichen Perioden sind, und lässt sich dementsprechend modulieren. Zur Persönlichkeit gehören individuelle Charakteristika wie Einstellungen, Überzeugungen, Denkmuster, Beziehungsmuster sowie Interaktionsstil und Emotionsregulation. Unsere Persönlichkeit zeigt sich gewissermaßen als individuelles Stilelement in unserem ganzen Leben in der Art und Weise, wie wir Aufgaben in unserem Leben bewältigen.

Es gibt das sogenannte interpersonale Circumplex-Modell von Bronisch[34], eine kreisförmige Anordnung von Persönlichkeitseigenschaften, die einander gegenübergestellt werden, beispielsweise: „arrogant/rigide“ versus „unsicher/demütig/hilflos“, gesellig/übertrieben freundlich versus „distanziert/fliehend-vermeidend“ oder „warmherzig/liebevoll-akzeptierend“ versus „kalt/grausam“ etc.

Bei noch sehr kleinen Kindern dominieren Temperamentseigenschaften. Mit der Zeit gibt es eine Ausdifferenzierung von Persönlichkeitseigenschaften. Das Erziehungsverhalten der Eltern führt zur Modulation dieses Prozesses. Man weiß, dass Kinder, die im Alter von nur 15 Lebenstagen einen eher negativen Affekt zeigen (sog. „schwierige Kinder“), im Alter von einem Jahr einen vermeidenden Bindungsstil haben, und man weiß auch, dass Eltern auf das so gezeigte Verhalten ihres Kindes eher negativer reagieren, sodass sich ein Kreislauf aus „negativem“ Verhalten des Kindes und den Verhaltensweisen der Eltern ergibt.[35] Aus der Untersuchung antisozialer Persönlichkeiten weiß man, dass diese bereits im Alter von drei Jahren wesentlich angstfreier waren als ihre Altersgenossen und dass Angstfreiheit und vermehrte Reizsuche im Kleinkindalter Risikofaktoren für späteres antisoziales Verhalten sind. Allerdings kann man nicht grundlegend davon ausgehen, dass Temperamentsfaktoren im Kindesalter mit Persönlichkeitseigenschaften im Erwachsenenalter strikt korrelieren. Die Befunde dazu sind zumindest uneinheitlich. Es gibt aber eben Eigenschaften, die offenbar langfristig für mehr Probleme im Leben sorgen: Wenn Kinder im Kleinkindalter irritierbar und impulsiv waren und die Eltern die Kindheit und Erziehung als schwierig beurteilten, dann zeigen diese Jugendlichen auch mit 18 Jahren eine erhöhte Impulsivität und Sensationssuche.[36]

Zu welcher Persönlichkeit wir heranreifen, ist abhängig von einer hochspezifischen Mixtur aus genetischen Faktoren, vorgeburtlicher Beeinflussung von Gen-Aktivierungen durch die Umwelterfahrungen der werdenden Mutter, pränatalen Faktoren wie Suchtmittelexposition, nachgeburtlicher Bindungserfahrung, Erziehung, Lebensereignissen, dem Ausmaß sozialer Ablehnung oder Unterstützung, sozioökonomischen und soziokulturellen Einflüssen. Nichts ist daraus mit absoluter Gewissheit ableitbar. Auch darin zeigt sich die Freiheit zum Handeln (oder Nicht-Handeln). Nichts ist im Menschen völlig statisch. Wir verändern unsere Haltungen mitunter einschneidend durch Lebensereignisse bzw. prägende emotionale Erfahrungen. Es gäbe keine Psychotherapie, wenn Menschen nicht ihre Denkweisen und Verhaltensmuster grundsätzlich hinterfragen, modifizieren und verändern könnten und wollten.

Schon diese nur ganz grobe und letztlich völlig willkürlich zusammengestellte Skizze von Einflussfaktoren auf unsere Persönlichkeitsentwicklung und unsere spätere Sozialisationserfahrung als Inhalt unseres „Rucksacks“, mit dem wir auf die Welt kommen, zeigt: Die Frage, wie zu begründen ist, dass Menschen Böses tun, ist weder monokausal noch monodisziplinär zu beantworten. Daher darf man sich fragen, ob es überhaupt eine Antwort darauf gibt, die wir Menschen auch verstehen könnten.

Risikofaktoren aber zu kennen hat zumindest den großen Nutzen, gesellschaftlich und gesellschaftspolitisch, pädagogisch und kulturell auf Bedingungen hinzuwirken, die Menschen immerhin die größtmögliche Chance auf ein Aufwachsen unter gewaltfreien und hinreichend sozial fürsorglichen Bedingungen ermöglichen.

Relevant sind also im Hinblick auf gesellschaftliches Handeln die Risikofaktoren häusliche Gewalt, sehr frühe Elternschaft, sozioökonomisch prekäre Situation und Suchtmittelkonsum, das Fehlen pädagogisch wirksamer Rollenmodelle, ein chaotischer Erziehungsstil und frühe emotionale Verwahrlosung. In Bezug auf individuelle Faktoren sind als Risikofaktoren eine frühe Angstfreiheit und Risiko-Affinität, Impulsivität und frühes aggressives Verhalten zu nennen, welches wiederum die Gefahr für einen dysfunktionalen Erziehungsstil erhöht.

Im Gegenzug wirkt sich ein Elternhaus, das strukturiert, liebevoll und aufmerksam ist, aber auch Regeln setzt und hinreichende Aufsicht bietet, entwicklungsfördernd und gewaltpräventiv aus.

### *Antisozialität und Kriminalität*

Wir haben uns bis jetzt stichwortartig mit einigen der Ursachen in der sehr frühen Phase der Individuation eines Menschen befasst, die eine Bedeutung für sein späteres Leben und seine Verhaltensweisen haben und Ansätze zur Problemlösung bieten.

Wenn ein Mensch unter feindseligen, irreführenden und verwahrlosenden oder gewalttätigen Bedingungen aufwächst, ist das Risiko sehr hoch, eine dissoziale Entwicklung zu nehmen. Die Person wird sich frühzeitig anderen dissozialen Jugendlichen anschließen. Da Gewaltstraftäter mehrheitlich männlich sind, verwende ich jetzt nachfolgend die männliche Form. Der Junge wird sich also womöglich schon vor der Pubertät oder mit Beginn der Pubertät anderen, sozial randständigen Jugendlichen und jungen Erwachsenen anschließen. Er wird deren Alkohol- und Drogenkonsum und deren notorisches Begehen von Straftaten „cool" und nachahmenswert finden, und die Gruppe wird ihn fröhlich aufnehmen, was nun wiederum unseren jungen angehenden Straftäter erfreut, denn so viel „herzliche" Freude über sein Erscheinen ist er von zu Hause nicht gewohnt. Zu Hause wird gebrüllt, geschrien, geprügelt, hier wird ihm freudig auf die Schulter gehauen, Bier und Whiskey angeboten und er wird konspirativ in gemeinsame Pläne einbezogen, kurzum: Zu Hause ist er überflüssig und unerwünscht, hier wird er gebraucht und sein Potenzial erkannt. So kann sich der schmalschultrige 13-Jährige z. B. beim Einstieg in geöffnete Kellerfenster nützlich machen oder unterhalb der Strafmündigkeitsschwelle die ein oder andere Tat für die gesamte Clique begehen. Da eine strukturierte Erziehung und ein strukturierter Tagesablauf noch nie existiert haben und weder Schule noch Hausaufgaben eine positive Erfahrung brachten und wohl auch nicht wichtig, sondern nur lästig waren, hat er nicht gelernt, sich zu konzentrieren, Schwierigkeiten beim Lernen durch Fleiß und Durchhaltevermögen zu überwinden, und der Lerninhalt hat mit der eigenen sozialen Realität ohnehin nie etwas zu tun gehabt. Der Wert des Wissens um die Auflösung einer linearen Gleichung mit zwei Variablen oder der Aufbau der Freytag'schen Dramenpyramide ist hinfällig, weil im sozialen Nahfeld nie eine Vorstellung entwickelt wurde, wohin derlei Wissensvermittlung im eigenen Leben führen könnte, und weil sich die Dramenpyramide auch nicht aus der häuslichen Anschauung erschließt, da es immer nur Katastrophen gibt und keine Wendepunkte.

Um die Beispiele in die realen Ursachen des Bildungsversagens zu überführen: Es gibt eine weitere enge Verbindung zwischen Milieubelastung, Bildungsversagen und einer antisozialen Persönlichkeitsfehlentwicklung: ADHS. Ein Drittel der ADHS-Fälle im Kindesalter persistiert bis in das Erwachsenenalter, wobei bei Erwachsenen die Konzentrationsstörungen eher anhalten und die Störungen der Verhaltenskontrolle rückläufig sind. Man kann vier Leitsymptome beschreiben: Aufmerksamkeitsstörung, Hyperaktivität, Impulsivität und emotionale Labilität. Menschen suchen ihre Partner üblicherweise in Milieus ähnlicher sozialer Erfahrungen. Die Wahrscheinlichkeit, dass eine bürgerlich sozialisierte, nicht kriminelle, berufstätige und Suchtmittel weitgehend meidende Frau sich langfristig mit einem ausgeprägt dissozialen Mann verbindet, ist eher gering. Bei einer hohen genetischen Häufung von ADHS – die Vererbbarkeit wird hier in Zwillingsstudien mit 70 bis 80 % angegeben – ist es so, dass der Vater des später milieugeschädigten Kindes mit hoher Wahrscheinlichkeit auch bereits ein Aufmerksamkeitsdefizit (Hyperaktivitätssyndrom) hat. Allerdings wirken auch hier epigenetische Veränderungen durch ungünstige Sozialfaktoren wie z. B. mütterlicher Stress, Nikotin- oder Alkoholkonsum während der Schwangerschaft, Frühgeburt und schwere frühkindliche Deprivation sowie mütterliche Feindseligkeit.[37] Man könnte sagen: Der beschwerte Rucksack, mit dem man sich nur mühsam durch das Leben bewegen und möglicherweise sowohl sich selbst als auch andere Menschen massiv schädigen wird, besteht auch einer ganzen Gruppe von ähnlichen Gepäckstücken, die in diesem Geburtsrucksack herumpurzeln. Gewalttätige Eltern, Suchtmittelkonsum, ADHS, geschlagene Schwangere, Armut, Arbeitslosigkeit etc. All diese Faktoren hängen miteinander zusammen und sind eben nicht allein durch ökonomische Transferleistungen zu beheben, weil es sich um oftmals transgenerational bereits etablierte, weitergegebene *soziokulturelle* Missstände handelt.

Die unruhigen, in ihrem Verhalten schwer zu begrenzenden Kinder überfordern zudem die Eltern, die ihrerseits zu Reizbarkeit und Impulsivität neigen und einen dysfunktionalen Erziehungsstil anwenden. Mir sind viele Fälle bekannt, in denen mir Menschen als Erwachsene schildern, dass sie zu Hause so gut wie nie auch nur ein freundliches Wort gehört haben, sondern dass immer geschrien wurde. Dass Kinder und Jugendliche bei ungünstigen Milieufaktoren und eigenen massiven Konzentrationsstörungen zu hedonistischem Unfug mit anderen Jugendlichen tendieren und dafür anfällig sind, ist leicht abzuleiten. Außerdem beobachten sie im Elternhaus, dass die Eltern selbst auch Straftaten begehen. Zugleich gibt es eine Kopplung von ADHS und frühem exzessivem Konsum von Alkohol und Drogen.

So führt die Entwicklung zu einer sogenannten dissozialen bzw. antisozialen Persönlichkeitsstörung.

Diese Persönlichkeitsart ist seit langer Zeit bekannt: „Skrupellosigkeit ist ein Fixiertsein auf schändliche Taten und Worte, der Skrupellose aber ist einer, der leichtfertig schwört, einen üblen Ruf hat. [...] Er spielt gern den Gastwirt, den Puffbesitzer und den Steuereintreiber und pflegt kein schändliches Gewerbe von sich zu weisen, vielmehr sich als Ausrufer, Koch und Glücksspieler zu betätigen. Seine Mutter lässt er hungern, sich beim Diebstahl erwischen und im Gefängnis wohnt er länger als im eigenen Haus."[38]

Der Aristoteles-Schüler Theophrast (372 – 287 v. Chr.) beschreibt hier in beeindruckend zeitloser Weise die antisoziale Persönlichkeitsstörung. Die Zuschreibungen spezieller Berufe zur antisozialen Persönlichkeit unterliegen offenkundig historischen und gesellschaftlichen Veränderungen, und den Steuereintreiber würde man heute einen Finanzbeamten nennen, also einen Staatsdiener, der eine nicht unbedingt allseits beliebte, aber doch verantwortungsvolle und notwendige Aufgabe für das Gemeinwesen übernimmt. Auch Gastwirte und Köche sind heute hoch angesehen. Bei der Beschreibung geht es nicht um die zeitgeschichtlich festgelegte gesellschaftliche Stellung von Personen, sondern von Persönlichkeitsmerkmalen. Theophrast beschrieb vor rund 2300 Jahren einen Persönlichkeitstypus, der sich durch Skrupellosigkeit auszeichnet, offenbar mit dem ständigen Verstoß gegen geltende Regeln und Normen für einen schlechten Ruf sorgt und verantwortungslos, rücksichtslos und ohne Beziehungsloyalität handelt („seine Mutter lässt er hungern"). Beim Hinweis, dass der so Beschriebene länger im Gefängnis wohnt als im eigenen Haus, denkt man sofort an die kleine Gruppe besonders rückfallgefährdeter Straftäter, die nach der Verbüßung ihrer Strafhaft in der Sicherungsverwahrung sitzen. Nicht wenige Männer, die ich zur Frage der Fortdauer der Sicherungsverwahrung begutachte, haben tatsächlich von ihren 50 bis 60 Lebensjahren 35 oder 40 Jahre in Haft verbracht; viele von ihnen zeichnen sich durch sehr ausgeprägt psychopathische Züge aus. Die Juristen sprechen bei Personen, die notorisch Straftaten begehen, von sogenannten „Hangtätern" und definieren den „Hang" als eine „eingewurzelte, aufgrund charakterlicher Veranlagung bestehende oder durch Übung erworbene intensive Neigung zu Rechtsbrüchen, die den Täter immer wieder straffällig werden lässt, wenn sich die Gelegenheit dazu bietet"[39]. Es geht hier um Personen, die sich aus ihrer Persönlichkeit heraus trotz voller Schuldfähigkeit immer wieder für eine Straftat entscheiden, um ihre aktuelle persönliche Situation in irgendeiner Weise für sie befriedigend zu lösen.

In der Regel beginnt ihr krimineller Lebensweg bereits in der Kindheit bzw. sehr frühen Jugend, häufig noch vor Erreichen des strafmündigen Alters, und zeichnet sich durch eine hochfrequente und vielfältige Kriminalität aus. Von den 2 bis 8 % der Kinder mit Verhaltensstörungen entwickelt sich rund die Hälfte in Richtung dissozialer Persönlichkeit.[40]

Verurteilungen prallen an ihnen unbeeindruckt ab, ihre Handlungen rechtfertigen sie mit dazu passenden Grundüberzeugungen. Begleitphänomene des früh einsetzenden kriminellen Werdegangs sind ein fehlender oder nur sehr niedriger Schulabschluss trotz ausreichender Intelligenz und eine fehlende Berufsausbildung. Die Elternhäuser sind oftmals prekär, die Erziehungsmethoden sind chaotisch und gewalttätig.

Typischerweise rechtfertigen die Personen ihr Verhalten durch Schuldzuweisungen an die Umwelt. Das führt uns später noch zu einer kurzen Betrachtung der Moralentwicklung für die Frage, was zum bösen Handeln beiträgt.

Während in der Allgemeinbevölkerung ungefähr 3 bis 5 % aller Personen als dissozial bezeichnet werden, finden sich in Gefängnissen mindestens 50 % der Insassen mit einer solchen Diagnose. Das ist auch wenig verwunderlich, weil zu den Elementen der Diagnose einer dissozialen Persönlichkeitsstörung folgende gehören: die Unfähigkeit des Lernens aus Bestrafung, die fehlende Antizipationsfähigkeit negativer Konsequenzen, eine niedrige Schwelle für aggressives Verhalten und fortgesetztes Normen-Versagen.

Interessant sind Befunde zur Gen-Umwelt-Interaktion bei Jugendlichen mit antisozialem Verhalten in sozioökonomisch besser gestellten Verhältnissen im Vergleich zu Jugendlichen aus armen Schichten. Bei den antisozial agierenden Personen aus besser gestellten Verhältnissen zeigte sich ein größerer genetischer Einfluss, während bei jenen aus sozioökonomisch ungünstigen Verhältnissen der Einfluss des Umfeldes selbst auf das antisoziale Verhalten größer war.[41] Ein soziopathischer oder alkoholkranker Vater erhöht die Wahrscheinlichkeit für die Ausbildung einer antisozialen Persönlichkeitsstörung.

Einstweilen sei noch kurz eine Unterform der antisozialen Persönlichkeit skizziert, die in besonderer Weise für ein sozial schädliches, strafrechtlich relevantes Verhalten und eine eher problematische Legalprognose bedeutsam ist: die „Psychopathy" So benannt, weil das Konzept, mit dem wir heute arbeiten, aus den USA stammt. Der alte Psychopathie-Begriff stammt aus einem anderen Jahrhundert deutscher Psychiatriegeschichte und ist von dem forensischen Kontext losgelöst.

Bei der Psychopathy handelt es sich um ein forensisch sehr gut belegtes Persönlichkeitskonstrukt, das im Zusammenhang mit einem deutlich erhöhten Risiko für kriminelle Handlungen steht. Menschen mit sehr hohen Psychopathy-Werten können auch innerhalb der Einrichtung einer Haftanstalt oder forensischen Klinik zum Risiko werden, da sie sich durch eine sehr hohe Manipulativität im Kontakt auszeichnen. Gelingt es schweren Gewaltstraftätern, Personal auf die eigene Seite zu ziehen, um z. B. zu flüchten, kann man fast mit Sicherheit schon aus der Distanz sagen, dass es sich um einen hochgradig psychopathischen Menschen handelt, der in der Lage ist, andere Leute geschickt für seine eigenen Zwecke zu umgarnen.

Auch diese Persönlichkeitsauffälligkeit ist seit Langem bekannt und gut beschrieben. Kurt Schneider (1887 – 1967) schrieb 1923 zu den „gemütlosen Psychopathen“: „Gemütlose Psychopathen heißen wir Menschen ohne oder fast ohne Mitleid, Scham, Ehrgefühl, Reue, Gewissen. In ihrem Wesen sind sie oft finster, kalt, mürrisch, in ihren Handlungen oft triebhaft und brutal. [...] Gemütlose sind grundsätzlich unverbesserlich und unerziehbar, denn es fehlt in ausgesprochenen Fällen jede Grundlage, auf der die Beeinflussung aufbauen könnte. Über die kriminellen Gemütlosen vergesse man nicht, dass es durchaus soziale Gemütlose gibt, stahlharte Naturen, die über Leichen gehen. Hier ist die Intelligenz oft hervorragend.“ [42]

Es handelt sich bei dem Konstrukt der Psychopathy um die Beschreibung einer Persönlichkeitsdisposition, die durch eine besonders egoistische Grundhaltung, manipulatives Geschick, Unaufrichtigkeit und defizitäres Affekterleben gekennzeichnet ist. Zwar sind die Personen zur kognitiven Perspektivübernahme fähig, ihnen misslingt aber die Einfühlung in das affektive Erleben des Gegenübers. Somit gelingt es ihnen auch nicht, die fühlbaren Folgen ihrer Delinquenz für Dritte wirklich nachzuempfinden. Erste Auffälligkeiten sind bereits in der mittleren und späten Kindheit feststellbar und bei Heranwachsenden deutlich ausgeprägt.

Die in der forensisch-psychiatrischen Diagnostik übliche Psychopathy-Checkliste führt 20 Faktoren auf, die man mit 0 bis 2 Punkten bewerten kann und die letztlich vier Merkmalseigenschaften abfragen: den interpersonellen Stil, die Affektivität, den allgemeinen Lebensstil und das konkrete antisoziale Verhalten. Zudem kann man Psychopathen unterteilen in den eher manipulativen Typ (Betrüger) oder den aggressiven Typ (Sexual- und Gewaltstraftäter). Abgeprüft werden konkret

Eigenschaften wie sprachgewandt-charmantes Blendertum, übersteigertes Selbstwertgefühl, Reizhunger, pathologisches Lügen, Manipulativität, Gefühlskälte, früher Beginn von Kriminalität, Kriminalität in verschiedenen Deliktkategorien, Mangel an Schuldbewusstsein, Reue etc.

Die Anwendung der Liste klingt einfacher, als sie ist, und wenngleich Psychopathy ein Risikofaktor für fortgesetzte Kriminalität ist, so gibt es doch auch immer wieder Entwicklungen, in denen Menschen mit recht ausgeprägten psychopathischen Eigenschaften erfolgreich resozialisiert wurden. Prognosegutachten in solchen Fällen, bei denen sich die Möglichkeit einer Entlassbarkeit andeutet, gehören definitiv zu den schwierigsten. Sie stellen aber ohnehin auch eine besondere Gruppe von Menschen mit antisozialer Persönlichkeit dar. 70 % der dissozialen Personen, zu denen auch durchaus schwere Gewalttäter gehören, sind nicht psychopathisch im Sinne der Merkmalskombination, die die Checkliste misst.

Mit den Serienmördern haben die Psychopathen gemein, dass sie sich besonderer Beliebtheit hinsichtlich des Interesses am „Bösen" erfreuen; unter Serienmördern finden sich auffällig viele Menschen mit sehr hohen Psychopathy-Werten.

Ein bekanntes europäisches Beispiel ist Jack Unterweger aus Österreich, der als Prostituiertenmörder und sogenannter „Häf'n-Poet" (Gefängnis-Poet) und Schriftsteller in die Kriminalgeschichte einging und zeitweilig – nach seiner ersten Freilassung als Frauenmörder – zum Party-Liebling der damaligen österreichischen Literaten- und Kulturszene avancierte, da offensichtlich der Stilmix aus einem ansprechenden Äußeren, Frauenmord und wortgewandter Schriftstellerei für besonders reizvoll gehalten wurde und niemand das Psychopathische und

Hochgefährliche an ihm erkannte. Nach seiner Freilassung nach einem ersten Frauenmord tötete Herr Unterweger noch neun weitere Frauen, bis er schließlich erneut festgenommen wurde und sich vor Rechtskraft des Urteils 1994 im Gefängnis suizidierte.

Menschen mit diesem Eigenschaften- und Risikoprofil sind durch irgendeine Form therapeutischer Angebote definitiv nicht erreichbar und verbessern allenfalls ihre ohnehin beträchtliche Manipulationsfähigkeit noch weiter. Was die besondere Faszination von Psychopathen für Laien ausmacht, ist offenbar die ungeheure Wortgewandtheit und Manipulationsfähigkeit, gepaart mit völliger Skrupellosigkeit, Kälte und Gewissenlosigkeit. Der Psychopath hat nichts von alledem, was einen selbst im Leben beschwert. Er hat keine Selbstzweifel, er entzieht sich allen Anforderungen und Konsequenzen geschickt und kennt weder Schuldgefühl noch Reue. Er ist strikt egozentrisch, augenblicksbezogen und äußerst kreativ im Umgang mit der Wahrheit, zu der er nur ein rein zufälliges und völlig unverbindliches Verhältnis pflegt. Es mag das Gedankenspiel sein, das Menschen reizt, sich vorzustellen, was man alles tun könnte, wenn man es denn *könnte*, also frei von jeder Hemmung wäre.

Faktisch ist es so, dass Laien Psychopathen gar nicht erkennen, wenn sie ihnen gegenübersitzen, weil das charmante, oberflächliche Gespräch, manchmal durchsetzt von fantastischen Geschichten und kurzweiligen Schilderungen, unterhält und das Gegenüber gar nicht auf die Idee kommt, dass nichts davon stimmt. Das gilt vor allem beim Typus des manipulativ-psychopathischen Betrügers, der eben nicht gewalttätig agiert, sondern andere Leute mit der Inszenierung eigener Wichtigkeit, Grandiosität und großen Fähigkeiten (vor allem im Hinblick auf Geldgewinn) beeindruckt und in ihnen das Gefühl erzeugt, unbedingt zu dem begehrten „inner circle" der Reichen und Wichtigen gehören zu dürfen. Der Betrüger indes amüsiert sich vor allem köstlich über die Naivität seines Gegenübers, das der Leimspur seiner Geschichten folgt.

Immerhin kann man beim professionellen Betrüger erkennen, welchem unerfüllten Wunsch er selbst aufsitzt, nämlich dem, ein anderer sein zu wollen, als er ist. Er streckt sich nach einer Decke, die für ihn entweder zu hoch ist oder ihm zu viel echte Mühe abverlangen würde. Sein narzisstisches Bedürfnis wird auch dadurch gestillt, dass sein besser qualifiziertes und eigentlich erfolgreicheres Gegenüber von ihm, dem weniger „Gebildeten", hinters Licht geführt wird.

Der Überlegene ist daher in dieser Betrugssituation er selbst. Die moralische Legitimation für sein Handeln verschafft er sich, indem er dem anderen seine Gier vorwirft, die erst der Motor dafür ist, den eigenen haarsträubenden Gewinngeschichten von abstrusen Renditen aufzusitzen. Der Triumph ist im Grunde sogar umso größer, je absurder die Versprechen sind. Eigentlich ist es ein Spiel, dem Gegenüber möglichst viel Unfug zu verkaufen und ihm dabei zuzusehen, wie er sich zum Deppen macht. Gerd Postel, der über seine Zeit als falscher Arzt das gleichermaßen unterhaltsame wie entlarvende, auf detaillierten, klugen Beobachtungen beruhende Buch *Doktorspiele* veröffentlicht hat, beschreibt in anderer Weise den subtilen Triumph, als ein „Nicht-Dazugehörender" die Codes und Muster der „Dazugehörenden" zu durchschauen und mit ihnen souverän zu spielen. Nichtsdestoweniger zeigt auch er kein echtes Unrechtsbewusstsein, weil der Blick auf andere Menschen und ihre Erwartungen und Neigung zu Enttäuschungen ein kategorisch anderer ist.

Im Hinblick auf ausgeprägt psychopathische Eigenschaften gibt es neurobiologische Befunde, die eine Rolle spielen. Die pathologische Angstfreiheit und das *Sensation seeking* korrelieren mit einer relativen zerebralen Untererregbarkeit. Der Sympathikus als Teil des autonomen Nervensystems zeigt nur eine sehr niedrige Aktivität. Dadurch erlebt die Person auch nur wenig Angst und reagiert schwach auf sanktionierende Reize. Menschen mit ausgeprägt dissozialem Verhalten haben im Vergleich zu anderen Probanden einen sehr niedrigen Ruhepuls. Auch gibt es strukturelle Auffälligkeiten im Gehirn im Bereich des sogenannten präfrontalen und temporalen Cortex (also im Bereich des Stirnhirns und des Schläfenlappens), einschließlich des Hippocampus und der Mandelkerne, die für unser emotionales Erleben und die Aggressivität von erheblicher Bedeutung sind. Testpsychologische Untersuchungen zeigen zudem, dass Jungen mit psychopathischen Zügen Bild- und Tonmaterial von Menschen mit ängstlichem Ausdrucksverhalten schlechter einordnen können. Es gibt daher die These, dass neurobiologische Funktionsdefizite dazu führen, dass sich die betroffene Person nicht angemessen in Bezug auf soziale Umweltbedingungen verhalten kann. Es gibt auch die Überlegung, dass eine Beeinträchtigung der rechtsseitigen Hirnfunktion die Wahrnehmung und Regulation emotionaler Prozesse, die zwischen Mutter und Kind ablaufen, stört.

Psychopathy gibt es auch bei Frauen, aber sie tritt häufiger hochmanipulativ und nicht „offen aggressiv“ in Erscheinung. Ein klassisches Beispiel weiblicher Psychopathy sind die sogenannten „schwarzen Witwen“, also Serienmörderinnen, deren ökonomisches Versorgungskonzept und Beziehungsmuster darauf aufbaut, wohlhabenden, aber nicht mehr ganz gesunden Männern einen fürsorglichen Lebensabend zu bereiten, der dann alsbald im Tod durch Vergiftung endet, freilich erst, nachdem das Testament unterzeichnet ist. Die Manipulationsstrategie dieser Frauen ist es, das klassische weibliche Rollenstereotyp gewissermaßen überzuerfüllen und dahinter ihre kriminellen Absichten zu realisieren. Im Auftreten dominiert ein histrionisch-narzisstisches Bild, was sie für gewöhnlich als reizvolle und interessante Personen erscheinen lässt. Auch bei ihnen findet man in der Kindheit als ursächliche Faktoren emotionalen Missbrauch, Beziehungsabbrüche durch Heimaufenthalte und mitunter frühe sexuelle Missbrauchserfahrungen.

Nun stellt sich wieder die Frage, warum Menschen Böses tun. Auch hier kommen wieder verschiedene Faktoren zusammen, und die Frage, warum ein Kind mit einer definierten neuropsychologisch wirksamen Funktionsstörung auf die Welt kommt und ein anderes nicht, vermag die Wissenschaft nicht zu erklären und zu begründen. Man kann nur beschreiben und Zusammenhänge aufzeigen, mehr nicht. Und auch hier gilt: Es gibt keinen strikten Zusammenhang zwischen der Feststellung neurobiologischer Auffälligkeiten und Kriminalität.

Gefährlich sind hochfunktionale Psychopathen, die sich gesellschaftlich in Führungspositionen bringen.

Hochfunktionale Psychopathen sind äußerst geschickt darin, andere Menschen mit bewussten Lügen zu manipulieren, um ausschließlich ihre eigenen Interessen zu sichern. Selbst wenn es „Sachthemen" gibt, denen sie sich widmen könnten, dienen diese letztlich nur dem eigenen Einfluss und nicht der Sache selbst. Alles dient ausschließlich dem reinen Selbstzweck.

Gefährlich wird es aber auch, wenn die Trennschärfe im Diskurs verloren geht und wir nicht mehr zwischen unterschiedlichen politischen Meinungsspektren und dem Übertreten roter Linien menschenfeindlicher Grundüberzeugungen unterscheiden können. Zu schnell besteht sonst die Gefahr, die Meinung eines politisch Andersdenkenden oder eines Menschen, der zumindest unbequeme Hinweise artikuliert, zu pathologisieren. Dazu muss man freilich einerseits in der Lage sein, Probleme zu benennen, ohne explizit Feindbilder zu schüren, und andererseits in der Lage sein, genau diese Trennschärfe im Diskurs auch zu bemerken und sie nicht in kakophonisch-hysterischen *Shitstorms* zu ersticken. Man kann Probleme nur dann konstruktiv und zum Wohle aller Bürger*innen in einer immer komplexer werdenden Gesellschaft angehen, wenn man sie zumindest benennen, beschreiben und mit Daten auch belegen kann. „Konstruktiv" und „zum Wohle aller Bürger" sind hier die entscheidenden Merkmale.

Jemand, der Menschen explizit mit Lügen manipuliert, sich die Realität so zurechtbiegt, wie er sie für sich und seine augenblicklichen, kurzfristigen oder auch langfristigen Ziele braucht (wobei Psychopathen in der Regel keine langfristigen Ziele haben, sondern den Moment nutzen) und faktisch zur Demontage der Demokratie beiträgt, ist psychopathisch und in einem solchen Amt hochgefährlich. Das völlig erratische, hochgradig egozentrisch-augenblicksbezogene und von völliger narzisstischer Infantilität gezeigte Verhalten – und das auf der Bühne der Weltpolitik – zeigt vor allem auch, wie schwierig es offenbar ist, das Konzept der Psychopathy breiten Bevölkerungskreisen zugänglich und verständlich zu machen, und wie gut es sogar in völliger Öffentlichkeit funktioniert.

Dazu fällt einem ein Kommentar von Freud zur antisozialen Persönlichkeit in ihren zwei grundsätzlichen Erscheinungsformen ein: „Unsere Kultur ist ganz allgemein auf der Unterdrückung von Trieben aufgebaut. Jeder einzelne hat ein Stück seines Besitzes, seiner Machtvollkommenheit, der aggressiven und vindikativen [rachgierigen] Neigungen seiner Persönlichkeit abgetreten […]. Wer kraft seiner unbeugsamen Konstitution diese Triebunterdrückung nicht mitmachen kann, steht der Gesellschaft als Verbrecher, als outlaw gegenüber, insofern nicht seine soziale Position und seine hervorragenden Fähigkeiten ihm gestatten, sich in ihr als großer Mann, als 'Held' durchzusetzen."[43]

Es ist böse, Menschen mit ihren eigenen irrsinnigen Überzeugungen hinters Licht zu führen und für den eigenen Machterhalt zu missbrauchen. Donald Trump hat z. B. sehr gezielt in der Covid-Pandemie genau dieses Prinzip benutzt und Menschen mit obskuren Überzeugungen gezielt instrumentalisiert. Zugleich hat er natürlich erkannt, dass Menschen, die allen Ernstes glauben, dass ein Vakzin heimlich Chips in den Kopf implantiert, den großen und absolut unschlagbaren Vorteil haben, dass sie gegen jegliche Faktenchecks und damit gegen jedes kritische Hinterfragen von Absichten und Behauptungen völlig immun sind und von daher mit reiner Affekt-Rhetorik als Wähler gewonnen und instrumentalisiert werden können.

Der Mechanismus ist im Grunde derselbe wie beim groß agierenden Betrüger: Durch die Betrugsmasche werden diejenigen, die ihm auf den Leim gehen, zugleich verhöhnt und zu „nützlichen Idioten" für den eigenen Vorteil. Auch so kann man Menschenwürde öffentlich zerstören, wobei der Aspekt der Verhöhnung der Menschenwürde durch öffentliche Instrumentalisierung von als manipulierbar erkannten Wählergruppen kaum explizit diskutiert wurde.

Typischerweise betonen dissoziale Menschen in therapeutischen Kontexten immer wieder „Zuverlässigkeit" als höchsten Wert. Kleinste Unregelmäßigkeiten, Verspätungen oder Absagen von anderen Menschen führen zu einer brüsken Entwertung und Ablehnung des Gegenübers. Die Unzuverlässigkeit des anderen stellt dabei eine Reaktivierung der Grunderfahrung dar, dass auf Menschen kein Verlass ist. Der oftmals drohend-fordernde Interaktionsstil ist das früh erworbene Mittel, eine undurchschaubare, unzuverlässige Umgebung zu kontrollieren, um sich sicher fühlen zu können und innerlich wie äußerlich zu überleben. Es ist eine Art „Dschungelkampf-Existenz" mitten in unserer insgesamt recht gewaltarmen Gesellschaft. So ist auch die regelhafte Bewaffnung dissozialer Menschen zu verstehen, die dies ungeachtet ihrer eigenen körperlichen Dominanz, stets damit begründen, sich „gegen Provokationen" verteidigen zu müssen. Schon der Blick eines anderen Menschen wird zur Drohgebärde, zur Provokation, gegen die man sich am besten sofort verteidigt. So reicht gegebenenfalls ein zu langer Blickkontakt in der U-Bahn aus, um ein Messer zwischen die Rippen zu bekommen.

Infolge der frühen traumatisierenden Erfahrungen von Beziehungsabbruch, Mangel an Schutz und Misshandlung entsteht ein Urmisstrauen als Matrix aller Handlungsweisen. Das bedrohte, gefährdete, gewalttätige Selbst begegnet stets einer gefährlichen, gewalttätigen Welt. Diese Welt spiegelt die Pathologie der internalisierten Objektbeziehungen wider. Gute Objekte fehlen. Die früh entstandene Wut und der Hass infolge der eigenen schmerzlichen Ohnmachtserfahrung in der Kindheit werden auf die Umwelt projiziert. Darüber hinaus besteht nach Kernberg ein starker Neid auf andere, die offenbar nicht von einer inneren gewalttätigen Welt beherrscht werden. Dieser Neid führt zu den Abwehrmechanismen von Verachtung und Entwertung. Es entsteht eine paranoide Weltsicht, vergesellschaftet mit dem mangelnden Interesse an anderen, der fehlenden Bereitschaft, sich auf andere zu verlassen, und dem Mangel, Dankbarkeit empfinden zu können.[44]

Für Therapeuten ist es deswegen sehr schwer, einerseits mit einem deutlichen Beziehungskredit zu arbeiten, andererseits aber immer auf der Hut sein zu müssen vor Ausnutzung. Rauchfleisch hat die Psychodynamik dissozialer Menschen als eine Folge eines abgewehrten depressiven Zustandes erkannt.[45]

Eine relevante Quelle „bösen Handelns", also Handelns mit feindseliger Absicht gegenüber Dritten, ist also faktisch ein innerer seelischer Schmerz, der aber nicht mehr wahrgenommen wird und der – wenn er wahrgenommen werden würde – zutiefst beschämend wäre. Es gibt aber keine persönlichkeitsstrukturellen Ressourcen, um mit dieser Scham umzugehen. Also bleibt Gewalt das Mittel der Wahl.

Wenden wir uns nun der Moralentwicklung zu, die unter Bedingungen der sozialen oder auch emotionalen Verwahrlosung entsteht. Letztere ist im Übrigen bekanntlich nicht abhängig von Armut, sondern kann auch in äußerst privilegierten Verhältnissen vorkommen.

## *Das Böse und die Moral*

Kohlberg hat ein Stufenmodell der Entwicklung von Moral, basierend auf dem entwicklungspsychologischen Ansatz des Schweizer Biologen und Entwicklungspsychologen Jean Piaget (1896 – 1980), entwickelt, die jeder Mensch in der vorgegebenen Reihenfolge durchläuft.[46] Einzelne Stufen können in der Entwicklung nicht übersprungen, je nach günstigen Edukations- und Entwicklungsbedingungen sowie persönlicher Entwicklungsakzeleration aber früher erreicht werden. Man unterscheidet das präkonventionelle, das konventionelle und das postkonventionelle Niveau und zu jedem Niveau gehören jeweils zwei Stufen.

Das präkonventionelle Niveau besteht aus der Stufe 1 (heteronome Moralität) und ist gekennzeichnet durch eine egozentrische Einstellung und die Einhaltung von Regeln, und zwar ausschließlich aus *Angst vor Bestrafung*. Diese Stufe 1 ist geprägt durch blinden Gehorsam gegenüber Vorschriften und gegenüber Autoritäten. Es geht um das Vermeiden von Strafe und körperlichem Leid (bei sich selbst). Diese Stufe gilt (nach Kohlberg) für Kinder unter 9 Jahren. Andere Kinder- und Jugendpsychiater konnten nachweisen, dass Kinder im Alter von 9 Jahren bereits höhere Moralstufen einnehmen können und das präkonventionelle Niveau für Kinder im Alter zwischen 4 bis 6 Jahren gilt. Regeln werden nur eingehalten, weil die Strafe durch Autoritäten befürchtet wird. Es geht letztlich um die spürbaren, konkreten Folgen einer Handlung für einen selbst und nicht um die Folgen für andere Menschen. Die Perspektive ist strikt egozentrisch.

Für den Erwachsenen bedeutet das hier, dass dabei automatisch auch davon ausgegangen wird, dass einer anderen Person mit Autorität die Strafkompetenz zusteht.

Auch Stufe 2 (Individualismus) zählt zum präkonventionellen Niveau und besteht aus der Maxime, Regeln nur insoweit einzuhalten, als sie dem eigenen Interesse nützlich sind. Man kennt die Redewendung „Eine Hand wäscht die andere". Es geht um den gegenseitigen Abgleich und das Verhandeln von Interessen, es gibt aber schon die Einsicht in die Unterschiedlichkeit individueller Interessen, die gegeneinander – unter Berücksichtigung des eigenen Vorteils – abgeglichen werden müssen. Diese Stufe ist geprägt von „Mittel-zum-Zweck-Denken". Es ist eine Stufe der Tauschgeschäfte, wobei die Befriedigung eigener Interessen Motiv des Handelns ist. Auf einer solchen Stufe ist es noch nicht möglich, auf eigene Vorteile zu verzichten, um ein höheres moralisches Prinzip erfüllt zu wissen. Abstrakte Normen und Werte spielen noch keine Rolle.

Das konventionelle Niveau enthält die Stufen 3 und 4. Stufe 3 ist die Stufe der interpersonellen Konformität. Gemeinsame Interessen haben dabei Vorrang vor individuellen Interessen, und das Verhalten wird ausgerichtet nach der Erwartung, einer Rolle gerecht zu werden. Man will als *guter Kerl* erscheinen. Diese Stufe reflektiert gegenseitige interpersonelle Erwartungen und bezieht sich auf interpersonelle, gesellschaftlich gebotene Konformität. Es geht darum, zuverlässig zu sein, loyal zu sein, sich zu kümmern und Erwartungen gerecht zu werden. Die Redewendung dieser Stufe lautet: „Was du nicht willst, das man dir tut ..."

Personen der Stufe 3 empfinden Schuldgefühle, wenn sie den Erwartungen nicht entsprechen. Komplementär dazu werden aber auch moralische Erwartungen an andere gerichtet. Fehler werden unter dem Aspekt betrachtet, ob jemand es dennoch „gut gemeint" hat.

Stufe 4 (soziales System und Gewissen) erkennt Rollen und Regeln sowie Gesetze an, die zu befolgen sind. Es geht darum, die Pflicht der Gesellschaft zu erfüllen, die soziale Ordnung aufrechtzuerhalten. „Law and Order"-Autoritäten und soziale Ordnungen werden nicht an sich hinterfragt, sondern anerkannt, geltende Regeln werden übernommen und als Leitschnur für das eigene Verhalten akzeptiert.

Jugendliche befinden sich auf diesen Entwicklungsstufen und Erwachsene erreichen im Regelfall dieses konventionelle Niveau.

Das postkonventionelle Niveau (Stufen 5 und 6) wird nur von rund 25 % der Erwachsenen erreicht, weil dazu die Einsicht in übergeordnete, abstrakte Maximen von Gerechtigkeit, Moral und Ethik notwendig sind. Es geht auf der Stufe 5 um den Sozialvertrag, um den Nutzen für alle, die Einhaltung der Rechte des Individuums und damit um die grundsätzlichen Werte einer Gesellschaft. Ziel dieser Moralstufe ist es, danach zu handeln, dass unter dieser maximal viele Gesellschaftsmitglieder in ihren Erwartungen berücksichtigt werden.

Der kategorische Imperativ nach Kant entspricht der Stufe 6 des universalen ethischen Prinzips. Das Konzept von der Würde des Menschen als grundlegendes Prinzip des ethischen Handelns ist hier zu verorten. Die egozentrische Perspektive ist zugunsten allgemein gültiger, höherer Werte aufgegeben.

Eine Orientierung an Pietät und an überindividuell gültige Maximen gelingt auf den Stufen 3 und 4 des konventionellen Niveaus durch die strikte Vorgabe von Regeln und Normen, denen man sich aufgrund des Strebens nach sozialer Integration und Akzeptanz verpflichtet fühlt. Ändern sich aber herrschende Verhältnisse, dann können diese Werte eher aufgegeben und ausgewechselt werden. Hier liegt eine Begründung dafür, dass Menschen je nach Veränderung der gesellschaftlichen und politischen Rahmenbedingungen und der mit ihnen verknüpften Narrative ihr Verhalten grundlegend ändern und gemeinschaftlich zu schweren Verbrechen bereit sind.

Auf der postkonventionellen Ebene geht es um eine maximale Unabhängigkeit von Rahmenbedingungen und um Werte und Normen aufgrund einer überindividuellen und überstaatlichen Maxime. Man kann davon ausgehen, dass all jene Personen, die aus eigener innerer Überzeugung Widerstand gegen den Faschismus geleistet und Menschenleben gerettet haben, ihre

Kraft und Entschlossenheit dazu aufgrund ihrer Moral auf dem postkonventionellen Niveau hatten.

In der Literatur findet sich noch die Stufe 7 als transzendental begründete Moral. Die Stufe 7 ist geprägt durch die Fähigkeit zur universellen Liebe und zum Mitleid (z. B. Buddha, Jesus Christus, Dalai Lama). Diese Stufe dürfte nur mithilfe geistiger Übung äußerst versierten Ausnahmepersönlichkeiten wirklich zugänglich sein. Es ist anzunehmen, dass sich diese Moral anderen Menschen nicht mehr nur im Diskurs intellektuell mitteilt, sondern in der direkten Begegnung *erfahren* werden kann und damit auf einer Stufe jenseits des rational-philosophischen Diskurses und der an Narration gebundenen Darlegungen steht.

Je nachdem, auf welcher Moralstufe eine Person steht, verwendet sie die von Kohlberg dargelegten Muster der jeweiligen Stufe auch als Argumentationsstrategie für das eigene Handeln.

In Untersuchungen zur vergleichenden Moralentwicklung von straffällig gewordenen Personen mit Bürger*innen unterschiedlicher Berufs- und Gesellschaftsgruppen, die nicht straffällig geworden waren, zeigten verurteilte Personen niedrigere moralische Entwicklungsstufen als z. B. Richter, Angehörige einer Religionsgemeinschaft oder Studierende. Die moralische Entwicklung eines Menschen hat folglich einen Einfluss auf die Frage, ob er sich im Leben straffrei bewähren kann. Bei jungen Menschen ist der Unterschied besonders augenfällig. Das entspricht der Tatsache, dass ab dem 40. Lebensjahr in der Regel antisoziales Verhalten rückläufig ist und sich folglich die Unterschiede im späteren Erwachsenenleben nivellieren. Gleichwohl gilt, dass bei Erreichen eines postkonventionellen Niveaus die Wahrscheinlichkeit für antisoziales Verhalten sinkt.

Kinder wissen im Alter von vier Jahren, dass Stehlen verboten ist. Sie können auf einer Alltagsebene konkretes Verhalten als gut und als böse unterscheiden, begründen aber eigenes verbotenes Verhalten (z. B. Süßigkeiten verbotenerweise an sich nehmen) mit eigenem Vorteil (schmeckt lecker). Grundschulkinder können indes schon persönlich eigene Unterteilungen vornehmen und sich selbst differenzierte Regeln auferlegen und zwischen Verhaltensweisen, die grundsätzlich verboten sind, und Verhaltensweisen, die unter bestimmten Umständen oder Grundannahmen erlaubt sind, unterscheiden.

Wir wären aber wohl nicht ganz ehrlich zu uns, wenn wir nicht auch bei uns selbst ein solches Zurückfallen auf sehr frühe Stufen der Moralentwicklung von Zeit zu Zeit beobachten würden. Auch wir tun Dinge (ohne strafrechtliche Relevanz), von denen wir wissen, dass wir sie nicht tun sollten, aber „es schmeckt eben lecker".

Im Zusammenhang mit der Moral komme ich auf meine Bemerkung zurück, dass wir selbst näher an der Logik von Straftätern dran sind, als wir uns das eingestehen wollen.

Die eigene Risikoabschätzung in Bezug auf die Erwartung von Strafe spielt bei vielen Delikten eine Rolle, und wir haben schon diskutiert, dass ein Kennzeichen einer dissozialen bzw. antisozialen Persönlichkeit darin besteht, dass sie die negativen Konsequenzen ihres Verhaltens nicht voraussieht und die potenzielle Erwartung negativer Konsequenzen sie nicht vom unerwünschten Verhalten abhält. Bei der Risikoabschätzung aber geht es vor allem um eine primäre Überlegung, wie hoch man die Gefahr einschätzt, überhaupt für etwas belangt zu werden. Dieses Verhalten als solches ist dem ein oder anderen Leser unter Ihnen gewiss jenseits strafrechtlich relevanten Verhaltens nicht ganz unbekannt. Es geht um die Ordnungswidrigkeit: mal kurz, weil es praktisch ist, den Wagen im Halteverbot abstellen oder mal kurz, weil es praktisch ist, in zweiter Reihe parken. Man kann an sich selbst leicht feststellen, dass Vorgaben von der persönlichen Akzeptanz kurzfristig sehr abweichen können. Würde Falschparken eine Straftat sein, würden wir selbst gewiss mehrheitlich augenblicklich damit aufhören. Es ist aber bislang keine Straftat, sodass wir mit dem Risiko spielen, ein „Knöllchen" zu bekommen. Vielleicht haben wir aber Glück, da wir den Wagen in einem Zeitintervall abstellen, in dem die Damen und Herren vom Ordnungsamt gerade nicht auf der Straße unterwegs sind. Wir tun dabei etwas, dass Straftäter bei Begehung geplanter Straftaten auch tun: Sie nehmen eine Risikoabschätzung vor. Wie hoch ist die Wahrscheinlichkeit, ertappt und sanktioniert zu werden, im Vergleich zum unmittelbaren oder langfristigen Vorteil? Es gibt Fälle, in denen Täter im Nachhinein sehr offen darüber berichten, eine Risikoabschätzung, angezeigt zu werden, vorgenommen zu haben und diese die Grundlage für die Begehung der Handlung bildete.

Eine weitere Ähnlichkeit liegt in der häufig gehörten Behauptung, dass das Verbotene einen besonderen Reiz habe. Mit dem Erleben unterscheiden Sie sich dann aber nur graduell von jemandem, der eine Straftat begeht, denn Sie kennen das „Thrill Seeking" und die Angstlust, bei etwas Verbotenem potenziell ertappt werden zu können.

### *Das Böse als „Fehlgeburt des radikalen Sittlichen"*

Über die Entstehungsbedingungen menschlicher Destruktivität als Voraussetzung für menschheitsgeschichtliche Katastrophen wie Genozide ist unendlich viel Kluges geschrieben worden. Nach dem Zweiten Weltkrieg hat die Täter- und die Retterorschung die Soziologie und Sozialpsychologie entscheidend geprägt.

Das „Böse", das in der Form von Massenverbrechen bzw. Verbrechen einer Masse in Erscheinung tritt, ist ohne die Entscheidung des Einzelnen zur Handlung und Mitwirkung oder Duldung nicht denkbar. Das Böse als Erscheinung kollektiven Handelns ist eine Summe aus den jeweils einzelnen Affinitäten zur Feindseligkeit und ihrer Bereitschaft, in Narrativen oder Handlungen daran mitzuwirken.

Die Ursachengefüge und Entstehungsbedingungen von Fanatisierung und Extremismus zu beschreiben, die zu Terrorregimen und Totalitarismus führen, ist im Einzelnen Aufgabe und Kompetenz der Historiker, Politikwissenschaftler, Soziologen und Ökonomen. Die Psychiatrie dürfte hier mit am wenigsten berufen sein, sich in die Diskussion einzubringen. Im Hinblick auf die Einzelperson kann sie jedoch aus forensisch-psychiatrischer und forensisch-psychologischer Perspektive dazu beitragen, Täter im Hinblick auf ihre tatbegünstigende Persönlichkeit, ihren Motiven und Risikopotenzialen zu beschreiben.

Die Gesellschaftsutopien extremistischer Bewegungen sind bekanntlich vielfältig (z. B. linksrevolutionär, rechtsextrem, nationalistisch, religiös-fundamentalistisch oder durch spezielle gesellschaftliche Bewegungen definiert). Zu welchem Zeitpunkt in welcher Region welche extremistischen Strömungen aufkommen und welche politischen Narrative mit ihnen verbunden sind, ist nur durch multiperspektivische, interdisziplinäre Überlagerung unterschiedlicher fachspezifischer Erklärungs- und Deutungsmuster zu erfassen. Immer gehen solche Strömungen von einem sehr eigenen moralischen Idealbild aus, dem sich alles mit tödlicher Disziplin unterzuordnen hat. Die vermeintliche moralische Überlegenheit der Absichten gehört zum Werbemittel für das Gedankengut. Narzisstische Gratifikation wird dem Einzelnen frei Haus mitgeliefert. Und was besonders wichtig ist: Die Überlegenheit muss an einer Eigenschaft festgemacht werden, die nicht durch eigene Leistung erworben werden kann, sondern die einem einfach zuteilwurde, also z. B. eine Nationalität von Geburt an. Übertragbar ist das Modell natürlich auch auf Religionen oder andere weltanschauliche Konzepte zum guten Leben.

Unter den Erklärungsansätzen zur Entwicklung von Terrorismus schlägt die Desintegrationstheorie von Heitmeyer und anderen[47] einen Bogen zur dissozialen Fehlentwicklung von Menschen. Die Autoren zeigen die Verbindung zwischen der individuellen Desintegration, der Verunsicherung und der Gewaltbereitschaft auf. Doch dies ist nur eine schlechte Erklärung für die Tatsache, dass sich gerade im Nahen Osten wohlhabende Mittelschichtsangehörige in islamistischen Terrorzellen engagieren. Das Problem ist, dass sich der religiös-politische Fundamentalismus eben auch in der Moderne neu entwickelt.

Das ist für die Gestaltung von Politik als Ausdruck des Bemühens um maximalen integrativen Konsens einer Gesellschaft von erheblicher Bedeutung. Freie, demokratische Gesellschaften sind hochgradig individualisierte Gesellschaften, die dem Einzelnen ein großes Ausmaß individueller Selbstdefinitions- und Gestaltungsräume geben, aber gleichzeitig auch die Fähigkeit zur Gestaltung und Strukturierung des eigenen Lebens verlangen. Die Offerte der Freiheit impliziert zugleich den Zwang, die eigene Freiheit zu gestalten und ihr eine Struktur zu geben, die „Hemmungslosigkeit der Freiheit“ also gerade nicht auszuleben, sondern sie in Verantwortlichkeit und Selbstverantwortung zu überführen. Diese Fähigkeiten verlangen eine reife Ich-Struktur. Die Politik ist daher – und zwar durchaus über ein breites politisches Spektrum gespannt – aufgefordert, um den normativen und verbindlichen Rahmen für die Realisierung individueller Freiheit zu ringen und diesen dann auch vehement zu schützen, denn ansonsten füllen extremistische Kräfte jedweder Ideologie genau dieses Vakuum mit schlichten Parolen und Motti. Der absolut unschlagbare Vorteil feindseliger Radikalisierung besteht darin, dass ihre Vertreter einfache Parolen und Erklärungsansätze formulieren können, die in der Reduktion von Komplexität und in der Auflösung von Ambiguität und persönlicher Verunsicherung konkurrenzlos sind. Umso mehr müssen diejenigen Gesellschaftsutopien, die auf maximale Integration und Berücksichtigung der *Ressourcen* aller zu einer Gesellschaft gehörenden Individuen bauen, sich darum bemühen, ihre Maximen gemäß der Adressatenvielfalt auszuformulieren und immer wieder erklärend zu vermitteln. Zugleich muss sich das Normen- und Wertegefüge, das eben auch verbindlich definiert werden muss, in der gelebten Wirklichkeit der Bürger*innen als erfahrbar erweisen und widerspiegeln.

Wie ich aus meiner eigenen beruflichen Erfahrung weiß, sind manchmal sogar Motive wie das Streben nach „Law and Order“ und sozialstaatliche Versorgung Motive für den Anschluss an terroristische Vereinigungen.

Moderne Gesellschaften sind durch eine Vielzahl Bedeutung gebender Narrative gekennzeichnet. Sie führen zu einer Vielzahl von „Paralleluniversen", die sich verselbstständigen können, wenn es nicht mehr gelingt, das gemeinsame Fundament über alle individuellen Verzweigungen hinweg zu verdeutlichen, solange im Übrigen diese Verzweigungen nicht sozial schädigend und kriminell sind.

Im öffentlichen Diskurs ist zunehmend von einer *Cancel Culture* die Rede und jedes ideologische Milieu erlebt natürlich die *Cancel Culture* durch die gegnerische Seite. Japp spricht von „konvergierenden Einheitssemantiken"[48]. Sie führen zu einer „Tendenz zur Rigidisierung". Vereinfacht ausgedrückt, gestaltet damit jede Gesellschaftsform die Themen für ihren extremistischen Gegenpol.

Im öffentlichen Diskurs fehlt aber zunehmend die Trennschärfe, um zu unterscheiden, welche politische oder gesellschaftliche Ansicht oder welche zumindest auch geäußerten Problembereiche und Bedenken schlichtweg wichtiger Bestandteil eines komplexen Diskurses sind und wo die rote Linie zu faschistoidem Gedankengut verläuft. Wenn diese Trennschärfe aber nicht mehr existiert, wird ein differenzierter und auch problem- und lösungsorientierter Diskurs, der sich als Gegenmittel zur extremistischen Radikalisierung versteht, komplett amputiert, bzw. er zerlegt sich autophagisch selbst. So zeigt sich schon hier, dass das Streben nach etwas „Gutem" zu einem Problem werden kann, wenn man auch da Maß und Mitte verliert.

Die durchgreifende Entwicklung einer Psychologisierung „des Bösen" kam mit der Aufklärung. Kant (1724 – 1804) sah das Böse als Folge des Strebens nach Selbstliebe an. Damit zeigte er bereits eine Verbindung von destruktivem Tun und narzisstischer Selbstwertstabilisierung auf. Novalis (1772 – 1801) schreibt in seinen *Fragmenten*: „Sonderbar, dass der eigentliche

Grund der Grausamkeit Wollust ist. […] Es ist sonderbar, dass nicht längst die Assoziation von Wollust, Religion und Grausamkeit die Menschen aufmerksam auf ihre innige Verwandtschaft und ihre gemeinschaftliche Tendenz gemacht hat. […] Böse Menschen müssen das Böse aus Hass gegen die Bösen tun. Sie halten alles für böse, und dann ist ihr zerstörender Hang sehr natürlich; denn so wie das Gute das Erhaltende, so ist das Böse das Zerstörende."[49]

Von Novalis führt ein Weg zu dem Psychoanalytiker Arno Gruen (1923 – 2015). Gruen beschreibt die Bedeutung der frühen Entfremdung von sich selbst für die Entstehung von Hass auf alles „Fremde", welches als das abgelehnte, nicht zugelassene, abgestrafte Eigene nach außen projiziert werden muss. Das Problem ist, dass Menschen ihr „wirkliches Opfersein in ihrer individuellen Geschichte nicht wahrhaben konnten. […] Wer die Grausamkeit einer solchen Gefühllosigkeit erfahren hat, ist kaum mehr dazu in der Lage, in menschlichen Beziehungen eine Verbundenheit, einen Sinn, ein Zuhause zu erleben."[50]

Wer mit persönlichkeitsgestörten Menschen in der forensischen Psychiatrie oder in den sozialtherapeutischen Anstalten arbeitet, wird immer wieder mit deren vermeintlicher Fürsorglichkeit für sich selbst konfrontiert, die der Brutalität gegen andere ziemlich entgegensteht. Gruen merkt dazu an: „Bei Menschen ohne Inneres kommt hier eine vom wahren Schmerz abgeleitete Verzerrung des Schmerzes ins Spiel: das Selbstmitleid. Das Selbstmitleid macht es dem Täter möglich, den 'Fremden' für das eigene Verhalten verantwortlich zu machen."[51]

Gruen zielt auf den Schmerz als die Quelle des Bösen. Den Schmerz kann man in Beziehung setzen zur leibbedingten Getrenntheit des Menschen in der Welt. Man kann auch sagen: Wir sind zum Bösen befähigt, weil wir geboren werden, unser

Bewusstsein dualistisch funktioniert und wir die Welt, in der wir leben, dualistisch interpretieren: „Ich“ und „Nicht-Ich“, „Wir“ und „Sie“, „hier“ und „dort“, „bekannt“ und „unbekannt“ bzw. „nah“ und „fern“ etc.

Ein aus dem Verlust der eigenen Identität ableitbarer, wichtiger Begriff zu den Entstehungsbedingungen menschlicher Destruktivität ist die Dehumanisierung des Gegenübers, die Bereitschaft und die Fähigkeit, im anderen den Menschen, das gemeinsam verbindende Element des Menschseins, nicht mehr zu sehen. Dabei kann man sich jetzt darüber streiten, ob es sich um eine Fähigkeit handelt oder um eine Unfähigkeit. In diesem Zusammenhang komme ich auf Hannah Arendt (1906 – 1975). Sie schrieb – in Abkehr von Kant – zur geringeren Bedeutung der Selbstsucht als Grundlage für das Böse im Rahmen ihrer Untersuchungen zum Begreifen der nationalsozialistischen Gräueltaten: „Das Böse hat sich als radikaler erwiesen als vorgesehen. Äußerlich gesprochen: Die modernen Verbrechen sind im Dekalog nicht vorgesehen. Oder: Die abendländische Tradition krankt an dem Vorurteil, dass das Böseste, was der Mensch tun kann, aus den Lastern der Selbstsucht stammt, während wir wissen, dass das Böseste oder das radikal Böse mit solchen menschlich begreifbaren, sündigen Motiven gar nichts mehr zu tun hat. [...] Es hat irgendwie mit den folgenden Phänomenen zu tun: die Überflüssigmachung von Menschen als Menschen...“[52] Laut Arendt entstehen Freiheit, Macht, Gewalt und Autorität nur im Moment der menschlichen Interaktion; sie bestehen nicht an sich. Sie sind nur innerhalb menschlicher Beziehungen denkbar. Von daher ist das Böse auch für Arendt nicht an sich existent, sondern ein Phänomen der zwischenmenschlichen Beziehungen. Schon bei der Grimm’schen Beschreibung des Bösen stießen wir auf die interaktive Komponente.

Der Verlust von Pluralität führt zur Auflösung der Beziehungen und zu Gewalt im Denken und Handeln. Das Nicht-zulassen-Können von Unterschiedlichkeit ist *eine* Erscheinungsform des Bösen. Wir sind in unserem Unterschiedlichsein als Menschen miteinander verbunden. Wir sind in dem Ungleichsein gleich. Das zu negieren, dies nicht ertragen zu können, ist eine Quelle der Befähigung zum Bösen. Die Überflüssigmachung des Menschen durch den Menschen – die Arendt so treffend als Prinzip beschreibt – ist wiederum ableitbar aus der tiefen narzisstischen Zerstörungswut, die Folge ist der frühzeitigen Ausmerzung lebendiger eigener Bedürfnisse. Die Bekämpfung von Pluralität als Reaktion auf die Unerträglichkeit des Nicht-ganz-Seins, als Reaktion auf die Andersartigkeit, die sich meiner Kontrolle und meiner Teilhabe entzieht.

Das Böse erscheint in feindseligen, menschenfeindlichen Ideologien jedweder Couleur als Ausdruck einer unstillbaren, schwärenden narzisstischen Wunde des Menschen. Das „Böse" ist also nicht un-menschlich, sondern es ist zutiefst *menschlich* in dem Sinne, dass es der Natur des Menschen innewohnt.

Arendt kam mit ihrer Formulierung von der „Banalität des Bösen" zu einer wichtigen Erkenntnis. Anders als es auf den ersten Blick erscheinen mag, hat „das Böse" keine Tiefe. Im Gegenteil: Ein Mensch, der zu tiefen Gefühlen befähigt ist, wird nicht böse gegen ein Lebewesen handeln bzw. sein Verhalten daran so ausrichten wollen, dass er möglichst Leiden eines anderen vermeidet. Das Ausmaß von Gewalt, von menschlichem Leid kontrastiert mit den letztlich einfachen Erklärungen wie Geltungsbedürfnis, Rache, Habgier, Neid, Machtanspruch, Besitzstreben. All diese Eigenschaften sind die Folgen einer frühen Ent-Fremdung von sich selbst. Zerstörung führt zu nichts, sie weist auch nicht über sich selbst hinaus, sie erschöpft, sie läuft sich selbst tot.

Die eigene Identität wird von Niebauer als „Muster aus Ereignissen in Zeit und Raum“[53] beschrieben. Damit geht einher, dass die Identitätsmuster, die sich in uns bilden, zugleich immer ein Gefühl von Fremdheit einer anderen Person gegenüber erzeugen und Nähe entsteht, wenn man das Gefühl erlebt, dass sich diese Muster von Personen zumindest in Anteilen überlappen bzw. gleichen. Ein notwendiges und damit kaum überwindbares Dilemma ist, dass mit dieser Fremdheit ein Gefühl des Getrenntseins, ein Gefühl der „Abschottung“ auftritt und die eigene Identität „gegen“ etwas oder „gegen“ jemanden vermeintlich gewahrt werden muss.

Ein Werkzeug der Spaltung auf gesellschaftlicher Ebene und damit im politischen Raum mit gar nicht zu überschätzenden fatalen Folgen ist das sogenannte dämonisierende Denken.[54] Das dämonisierende Denken führt zu einer Dehumanisierung ganzer Gesellschaftsgruppen und ist das kognitive Rückgrat aller narrativen Formeln zur Vermittlung von Hass, Spaltung, Ausgrenzung und letztlich Vernichtung von Menschenleben. Durch die Negation des Menschseins einer definierten Feindgruppe wird systematisch am Zusammenbruch der Empathie gearbeitet. Der „Feind“ kann schließlich ebenso mitleidlos und ambivalenzfrei – und je nach eigener Persönlichkeit – mit großem Pflichtbewusstsein getötet werden, wie Sie vielleicht in einer lauen Sommernacht einer Mücke im Schlafzimmer zu Leibe rücken. Die Sache ist lästig, schöner wäre, wenn Sie es nicht tun müssten, aber Sie werden Ihren Belangen weiter nachgehen.

Die Mechanismen, mit denen Radikalisierung und Fanatisierung arbeiten, die kognitiven Muster und Regelsetzungen, die das dämonisierende Denken[55] in der Entwicklung von Feindbildern hat, lassen sich jedoch wie eine Folie auf die persönlichkeitsstrukturellen Besonderheiten von Menschen mit antisozialem Persönlichkeitsstil auf Borderline-Struktur-Niveau legen. Das von Omer beschriebene dämonisierende Denken setzt bei der Spaltung auf der Borderline-Strukturebene an. Um Missverständnisse hier zu vermeiden: Es geht hier nicht um die psychiatrische Diagnose einer Borderline-Störung, sondern um die Beschreibung einer persönlichkeitsstrukturellen Organisation unter psychodynamischen Gesichtspunkten.

Die Kernbehauptung des dämonisierenden Denkens und einer „dämonischen Sicht" auf die Welt[56] ist, dass Leiden in der Welt kein Ergebnis von Zufall sein kann, sondern immer etwas oder jemand dahintersteckt. Das dämonisierende Denken ist daher fester Bestandteil aller Anhänger von Verschwörungsmythen.

Weil aber das dämonisierende Denken zwingend Feinde als Verursacher von Leiden benötigt, ist die nächste Folge, dass diese Verursacher von Leiden, die immer eine homogene Gruppe von außen bedrohen, auch im Außen bekämpft werden müssen. „Dämonisieren bedeutet, andere Personen als von sich selbst ganz und gar verschieden und negativ anzusehen."[57] Das hat die massive Selbstüberhöhung des Einzelnen und die komplette Entwertung des anderen zur Folge, wie man auch sehr gut an den Überlegenheitsnarrativen in der Zeit des Dritten Reiches sehen kann.

Dass das „Warum" in Bezug auf „das Böse" irgendetwas mit Spaltung bzw. dem Erleben des Getrenntseins zu tun hat, bestätigt sich auch bei der weiteren Untersuchung der Merkmale des dämonisierenden Denkens. Entlang dieser Denkstruktur besteht die Überzeugung, dass man einen paradiesischen Zustand kompletter Sorglosigkeit erlangt hat, wenn man das Übel (das natürlich in anderen Menschen verortet wird) „ausgerottet" hat. Heilung wird angestrebt durch Vernichtung anderer. Der Weg dahin ist zwingend radikal, weil das Dämonische als etwas

Okkultes, in der Tiefe Verstecktes angesehen wird, das nur beseitigt werden kann, wenn man nicht nur die Gräser aus dem Rasen zupft, sondern gleich den ganzen Acker tiefgreifend umpflügt. Kompromisssuche und die Befähigung zum Perspektivenwechsel sind gewissermaßen eine „Fraternisierung mit dem Feind“. Die Gesellschaft wird aufgespalten in Sie und Wir, in Gläubige und Ungläubige, in Arme und Reiche etc. etc. Ziel ist letztlich die Elimination des anderen, weil vom anderen die Gefahr ausgeht und nur in der Homogenität des Eigenen die Bedingungen für das wahrhaft Gute liegen. Das dämonisierende Denken ist gekennzeichnet durch die totalitäre Vorstellung von einer endgültigen Lösung aller Probleme.

Ein weiteres Merkmal des „Bösen“ ist die Rigidität des Gewissens. Terror entsteht nicht aus einem Mangel an Gewissen, sondern aus einem ins Monströse aufgeblähten, sadistischen Gewissensungeheuer. Ich wähle dazu gerne die Metapher von der Schraube: Drehen Sie die Schraube Ihrer Moral zu fest in ein ideologisches Brett, dann kommt sie hinten als Terror-Gewinde wieder heraus.

Die Erkenntnis, dass das Böse keine Tiefe hat, sondern banal ist, führten wir schon mehrfach an. Und wir haben mit Blick auf die „Todsünden“ schon den Neid erwähnt. Es ist ein bohrendes Gefühl, aber doch kein sonderlich tiefes Motiv; es findet sich z. B. in einer Verlautbarung von Osama bin Laden vom 12.11.2002 über den Sender *Al Dschasira*: „Warum sollten Angst, Tod, Zerstörung, Vertreibung, Verwaisung und Verwitwung weiterhin unser Schicksal bleiben, während Sicherheit, Stabilität und Glück Euer Schicksal sind. Das ist ungerecht. Es ist Zeit abzurechnen. Ihr werdet getötet werden, so wie Ihr tötet, und Ihr werdet bombardiert werden, so wie Ihr bombardiert.“[58]

Man könnte auf die Idee kommen, dass hier Neid als Treibstoff für Terror verwendet wird.

Radikalisierte Menschen erleben sich als benachteiligt gegenüber vermeintlich bevorzugten Personen, sie erleben sich als Opfer einer feindlich und „ungerecht“ gewordenen Gesellschaft, einer von feindlichen Kräften „durchsetzten“ Gesellschaft, die an dieser „Durchsetzung“ vermeintlich „krankt“ und zu deren Gesundung eine Radikalkur der Ausmerzung jener dämonisch wirksamen Kräfte, die für alle Übel verantwortlich sind, notwendig ist.

Es gibt weitere Verhaltensweisen, die in unserem Kulturkreis dem Zugriff staatlicher Sanktionen entzogen sind und als private Angelegenheit gelten und zu einer reinen Gewissensfrage werden, obwohl andere Menschen dadurch sehr verletzt werden können. Wir haben es immer mit einer in gesellschaftlich notwendiger Weise verbindlichen und festgelegten Regelsetzung zu tun, die auf grundlegenden Moralvorstellungen beruht, und parallel dazu haben alle von uns eine subjektive, persönliche Moral, die für uns selbst zur Richtschnur unseres Handelns werden kann, die wir aber nicht automatisch auf Dritte übertragen dürfen. Das mittlerweile beträchtliche Problem massiver Hetze, Beleidigung und Bedrohung von Menschen in den sogenannten sozialen Medien hat sicherlich sehr viele verschiedene Ursachen. Medienwissenschaftler und Soziologen sind berufen, dazu Stellung zu nehmen. Aber auch hier wird es nicht eine oder zwei Ursachen geben, sondern eine Vielzahl von Teilursachen, die sich addieren. Eine dieser Teilursachen ist, die eigene Meinung, die eigenen Überlegungen und Grundsätze völlig absolut zu setzen und keinerlei Ambiguitätstoleranz zu haben oder einen Perspektivwechsel vornehmen zu können. Neben der Frage, woher überhaupt die wütenden, von Hass getriebenen Affekte kommen, stellt sich die Frage, woher die kognitive Starre kommt. Sie erinnert an die geifernde Behauptung, dass die Welt eine Scheibe sei. Die Ursachen überbordender Affekte und fehlender Ambiguitätstoleranz wiederum können psychiatrisch und psychologisch eingeordnet werden. Der Umstand, dass Normen und Werte kulturell und zeitbezogen definiert sind, hat sogar Bedeutung für die psychiatrische Diagnostik von Persönlichkeitsstörungen. Anders als bei klassischen psychischen Erkrankungen wie Psychosen spielt das Verhalten einer Person vor dem Hintergrund des kulturellen Bezugsrahmens, in dem sie groß geworden ist, bei der Diagnose einer Persönlichkeitsstörung eine Rolle.

### *Das Ich, die Spaltung und ein Ausblick*

Sowohl spirituell bzw. metaphysisch orientierte Menschen (Lehrer) als auch Psychoanalytiker wie Arno Gruen betonen das Phänomen der Trennung, des Abgespaltenseins von einem „Ganzen“. Die Bindungsforschung untersucht intensiv die Folgen der mit der Geburt vollzogenen Trennungserfahrung und der Kompensationsmechanismen dieser Trennungserfahrung in der allerfrühesten Kindheit und ihre Auswirkungen auf die Persönlichkeitsentwicklung. Auch wenn wir uns genauer mit der Beschreibung der Persönlichkeitsstruktur eines Menschen befassen, schauen wir auf der intrapsychischen Ebene nach dem Mechanismus der Spaltung. Darunter versteht man einen Abwehrmechanismus, der auf einen frühkindlichen Zustand zurückgeht, in dem die positiven und negativen Anteile von Selbst und Umwelt noch nicht integriert werden konnten. Daraus folgt, dass bei der Störung eines solchen Integrationsvorgangs positive und negative Eigenschaften – eigene wie fremde – nicht in Einklang gebracht werden können. Es gibt nicht die Befähigung, jemanden als „gut" und gleichzeitig als „weniger gut" oder „nicht nur gut" oder „auch ein bisschen schlecht" wahrzunehmen, obwohl das für uns alle ja gilt. Die Objekte müssen als entweder „nur gut" oder „nur böse" konserviert werden. Durch diese Spaltung werden die eigenen Aggressionen auf das „böse Objekt" umgeleitet und können dort ambivalenzfrei ausagiert werden. Der Mechanismus der Spaltung, der psychisch ein unreifer Mechanismus ist, führt auch im gesellschaftlichen Sinne zur Definition von Feindbildern. Feindbilder resultieren aus diesem primitiven Mechanismus der Spaltung. Spaltung verhindert, entgegengesetzte Eigenschaften und Gefühle gleichzeitig und integriert, also durchaus nicht im Widerspruch miteinander stehend, wahrzunehmen und auch auszuhalten.

Hass und Hetze, die sich zunehmend in den sogenannten *Social Media* breitmachen, zeigen immer diesen primitiven Mechanismus der Spaltung. Klassischerweise führt dann die Rhetorik der Morddrohungen, nach denen man ganz fix diesen oder jenen für diese oder jene Meinung einen Kopf kürzer machen müsste, genau zu jener hemmungslosen Vernichtungsfantasie, die wir auch vom Faschismus und anderen totalitären Systemen kennen.

Verknüpft ist der Mechanismus der Spaltung mit dem der Idealisierung („nur gutes Objekt") und Entwertung („nur böses Objekt") sowie der Projektion eigener Anteile auf die bösen Objekte. Gleichzeitig ist damit der Realitätsbezug gestört.

Individualpsychologisch findet sich bei Menschen mit ausgeprägter Spaltungsabwehr ein hohes Maß an emotionaler Instabilität und das sehr rasche Wechseln von Idealisierung und Entwertung, was dann z. B. die Beziehungsfähigkeit zu anderen Menschen im Hinblick auf Freundschaften und auch Paarbeziehungen massiv erschwert und gegebenenfalls auch gewalttätige Eskalation befördern kann.

Die Bindungsforschung beschreibt das Risiko, auf einer solchen primitiven Stufe der Abwehr (primitiv hier im Sinne einer früheren Entwicklungsstufe) stehenzubleiben, abhängig von der sicheren Bindung eines Säuglings zur primären Bezugsperson. Im Alter von sechs bis neun Monaten entwickeln wir die Vorstellung von uns selbst und dem anderen als eigenständiges Wesen. Diese Phase der Individuation ist begleitet von Trennungsängsten und Wut, die nur überwunden werden kann, wenn stabile, hinreichend liebevolle Personen zur Verfügung stehen. Bei emotional vernachlässigenden oder gar verwahrlosenden Milieus ist das nicht der Fall.

Der Begriff des „Getrenntseins" ist also ein Begriff, der in der Schnittmenge liegt zwischen Metaphysik, Ich-Psychologie und Bindungsforschung bzw. Psychoanalyse. Es ist daher konsequent, dass das buddhistische Geistestraining immer mehr Einzug hält in die Psychotherapie – sowohl in Kliniken der Psychiatrie und Psychosomatik als auch in Gefängnissen.

Wir können die Natur, die Quelle unserer Destruktivität nicht wirklich verstehen, solange wir uns nicht mit dem Umstand befassen, dass unser gesamtes Bewusstsein, das unsere Existenz trägt und mit dem wir unser Leben gestalten und die Welt erfahren, ein dualistisches Bewusstsein ist, das zwischen Geist und Materie trennt. Der buddhistische Mönch Matthieu Richard äußert im Gespräch mit Wolf Singer: „In Wahrheit nötigen Menschen aller Kulturen der Realität ihre individuellen mentalen Konstrukte auf. Dieses Problem kann gelöst werden, wenn diese Leute die Realität durch logisches Denken erforschen und dann feststellen würden, dass sie die Realität schlicht verzerren und dass es weder den Gegenstand, den sie ansehen, noch das wahrnehmende Subjekt als unabhängige, tatsächlich existierende Entität gibt. Was richtig und falsch sowie moralische Urteile angeht, so führen verschiedene Formen der – buddhistisch gesprochen – Konditionierung und Täuschung zu verschiedenen ethischen Haltungen und Systemen. [...] Graben wir [...] tiefer, stoßen wir auf eine Ebene des Leids, die wir normalerweise nicht als solche erkennen, obwohl sie die Wurzel allen Übels ist: Solange der Geist unter dem Einfluss von Täuschungen steht oder von Geisteshaltungen wie Hass, Begierde oder Eifersucht, kann sich das Leid jederzeit manifestieren. [...] Ein echtes Verständnis von Vergänglichkeit hilft uns, die Lücke zwischen Erscheinungen und Realität ein Stück weit zu schließen."[59]

Das bringt mich zu meiner anfangs formulierten Behauptung zurück, dass wir uns für die Frage nach dem Bösen letztlich deswegen so interessieren, weil wir sterben müssen und weil wir keine Antwort auf diesen Umstand haben, aber auch nicht wissen, wie sich die Natur der Welt wirklich verhält. Das ist der Hintergrund meiner stetigen Einschränkung, dass wir auf der individuellen psychologischen Ebene, auf der wir Narrative zum Verständnis des Menschseins entwickelt und auch wissenschaftlich hinterlegt haben, recht gut darin sind, Aussagen über Lebensläufe und deren Gefährdungspotenziale zu machen. Doch jeder diskutiert in seinem Fach immer nur eine Facette bei der Erklärung von Welt. Unsere Bindung an unser dualistisches Bewusstsein bedeutet aber immer die Wahrnehmung einer Trennung. Da kann unsere frühkindliche Erfahrung noch so gut oder hinreichend gut sein, es bleibt bei den Gegensätzen in unserer Welterfahrung. Hier „Ich", dort „Nicht-Ich", hier ist hier und dort ist dort, dies ist unbelebt und das ist belebt etc. etc.

Der Zusammenbruch grundlegenden Mitgefühls entsteht dadurch, dass man nicht mehr willens oder in der Lage ist, in dem anderen eben auch sich selbst zu sehen – und zwar zuweilen durchaus mit den Anteilen, die man bei sich selbst ausblendet. Man könnte es auch so formulieren: Der andere ist genau die Nervensäge, die ich selbst bin.

Die kriminologische und soziologische Forschung hat sich nicht nur ausführlich mit der Täterforschung befasst, sondern auch mit dem Gebiet der Retterforschung. Immer wieder haben sozialpsychologische Untersuchungen, von denen sicherlich das Milgram-Experiment[60] das bekannteste ist, darauf hingewiesen, dass die normative Grundhaltung eines Menschen für sein Handeln eine bedeutsame Rolle spielt. In Bezug auf die Beteiligung von Menschen an Massenverbrechen verweist die Literatur auf drei Gruppen: eine, die eifrig mitmacht, eine zweite, die das Geschehen hinnimmt, ohne besonders engagiert zu sein, und eine dritte, die das Handeln ablehnt und dagegen aufbegehrt.[61] Dabei sind für den Widerstand und das aktive Vorgehen gegen ein amoralisches System die Bindung an übergeordnete Normen und Werte sowie das Selbstkonzept von entscheidender Bedeutung.

Für die Rettung und das Verstecken jüdischer Mitbürger im Dritten Reich spielten oftmals Pfarrhäuser eine Rolle. Um das Phänomen zu verstehen, warum es neben unzähligen aktiven Unterstützern des Dritten Reiches immer wieder auch Persönlichkeiten gab, die Menschen versteckt und zur Flucht verholfen und damit Überleben gesichert haben, war man in der Sozialpsychologie auf der Suche nach der „altruistischen Person" – im Gegensatz zum „autoritären Charakter", wie ihn Theodor W. Adorno bezeichnete. Die üblichen soziologischen Rahmendaten wie Alter, Geschlecht, Bindungsgrad etc. führten nicht weiter.

Relevant waren aber eine eigene liebevolle und wertschätzende Erziehung und die unverbrüchliche Überzeugung von der Unantastbarkeit des Lebens und der grundlegenden Gleichheit aller Menschen. Ob jemand dann faktisch handelt oder nicht, scheint neben der grundlegenden Empathie vor allem vom eigenen Verantwortungsgefühl abzuhängen. Mit diesem Verantwortungsgefühl gekoppelt ist das Konzept von sich selbst als Person, also die Vorstellung davon, wer man sein will. In welchem Ausmaß Menschen sich an Rettungsaktionen beteiligen, hängt auch von ihrem Kontakt zu Netzwerken und Möglichkeiten ab und von ihrer persönlichen Nähe zu bedrohten Menschen. Je vertrauter mir ein Mensch ist, desto weniger bin ich bereit, gegen ihn zu handeln. Nur wenn das Schicksal des anderen für mich auch fühlbar wird, steigt die Hilfsbereitschaft.

Entscheidend ist für die Beteiligung an Massenverbrechen jedweder politischen und weltanschaulichen Ideologie immer die Dehumanisierung und Entwertung der Opfer.

Neubacher subsumiert: „Wo das Unrecht herrscht und eine schweigende Mehrheit untätig bleibt, wird Hilfeleistung faktisch zum abweichenden Verhalten.“[62] Die gesellschaftliche Ordnung ist also da pervertiert, wo konstruktive, bejahende Verhaltensweisen plötzlich als Böses umetikettiert werden. Es gibt aber ebenso wenig Täter- wie Retterpersönlichkeiten, also keine starr festgelegten „Menschentypen“. Menschen handeln kontextabhängig böse, wobei es soziale und politische Kontexte oder eben auch innere Kontexte gibt, die mit der eigenen Lebenserfahrung und/oder Lebenssituation zu tun haben. Auch Gelegenheiten und eigene Bedürfnisse spielen eine Rolle sowie der Wunsch nach sozialer Akzeptanz.

Zimbardo führt in seinem Buch *Der Luzifer-Effekt. Die Macht der Umstände und die Psychologie des Bösen* von 2008 eine Fülle von anschaulichen Fallbeispielen auf, in denen an sich völlig unauffällige, normenkonforme Menschen von jetzt auf gleich bei Änderung der Umstände und der Vorgaben bzw. Aufgaben beträchtliche Grausamkeiten begehen können: ob politisch (Hutu/Tutsi), experimentell (Stanford-Gefängnis-Experiment) oder institutionell (Abu Ghraib)[63] Je nachdem, welchen Rucksack wir mit uns tragen, sind wir anfällig für hochgradig destruktive und feindselige Verhaltensweisen, wenn die Bedingungen, unter denen wir leben, geändert werden oder wir sie aktiv mit verändern.

Eine Gesellschaft vermag umso stabiler und friedvoller zu sein, je mehr es ihr gelingt, die Rahmenbedingungen so zu formulieren, dass Menschen mit ganz unterschiedlichen Befähigungen ihre jeweiligen, zu ihnen passenden und für sie selbst stimmigen Erfahrungen von Selbstwirksamkeit machen können. Die Erfahrung von Sinnhaftigkeit im eigenen Leben und damit von „Fülle" ist eng mit der Erfahrung von Selbstwirksamkeit verknüpft. Ansonsten führt die Wut auf die eigene Existenz zum Neid und zur Rache an anderen Menschen, die Selbstwirksamkeit erleben. Der Verlust an Selbstwirksamkeit bzw. der Vorenthalt von Selbstwirksamkeit nimmt Menschen die Erfahrung ihrer Würde. Wenn aber für den individuellen Lebensweg die Milieus, in die Kinder hineingeboren werden, im Übermaß entscheidend sind, dann wäre ein relevantes Wirkungsfeld von Sozialpolitik, die *sozialen* und *soziokulturellen* Bedingungen von Menschen in gefährdeten Milieus zu stabilisieren. Mit *soziokulturell* meine ich grundlegende Faktoren wie Fürsorge-, Erziehungs- und Kommunikationsfähigkeit sowie die Vermittlung von Freude am Erkunden und Verstehen der Welt.

Wohin führt uns jetzt dieser kleine Parcours mit Überlegungen zum Kern unserer Befähigung zum „Bösen"? Vielleicht benötigen wir mehr Mut, uns selbst und den anderen in seiner Existenz wieder in einem größeren Zusammenhang zu verorten, mit mehr Demut vor dem Leben und dem Prinzip des Lebendigen. Eine Gesellschaft benötigt Mitglieder mit einer reifen Ich-Struktur und einer soliden Ambiguitätstoleranz. Eine Gesellschaft, die nicht mehr in der Lage ist, klar und verbindlich ethische Prinzipien zum Wohle aller in der Gesellschaft lebenden Mitglieder zu formulieren und in vielfältiger Manier adressatengerecht zu vermitteln, aber auch deren Einhaltung konsequent einzufordern, kannibalisiert ihr rechtsstaatliches, humanistisches und kulturelles Potenzial. Die Psychiatrisierung des „Bösen" führt nicht weiter bzw. erklärt das Prinzip der Destruktion nicht hinreichend und nicht umfassend. Das Grundprinzip zerstörerischen Wirkens ist eine dem Menschen eingeborene Möglichkeit. Aber wenn wir begreifen, wie störanfällig wir selbst und damit auch unser menschliches Gegenüber ist und wie sehr wir angewiesen sind auf Beziehung und Zuwendung, dann könnte es leichter fallen, dass der andere sich selbst in uns erkennt und vice versa.

Lassen Sie uns daher kurz zu dem kuriosen Gedankenspiel mit der begrenzten Anzahl von Rucksäcken mit Aufschriften wie „Glück" und „Übel" zurückkehren. Stellen wir uns nun vor, unser Gegenüber trägt *für uns unseren* Rucksack.

Seien wir dankbar und helfen wir ihm.

***Tacheles für Sadisten***

[Ingnahl Magadan]

*Darf ich Ihnen sagen,*
*welchem Irrtum Sie erliegen?*
*Sie glauben immer,*
*dass Sie durch die Todesangst,*
*in die Sie die Anderen mit Ihren*
*hässlichen Spielchen versetzen*
*irgendeine tiefe Erfahrung machen*
*etwas, das Sie wirklich erfüllt*
*etwas, das Sie erkannt sein lässt.*
*Aber da bleibt nichts,*
*da können Sie Ihre perfiden Kaspereien*
*noch und nöcher wiederholen.*
*Und soll ich Ihnen verraten warum?*
*Weil Sie grundsätzlich aus Ihrer*
*völlig irrigen Annahme heraus*
*immer – ich sage immer –*
*die falschen Opfer wählen.*
*Es funktioniert nicht,*
*weil Ihre Opfer durch Sie und*
*niemals für Sie sterben.*
*Verstehen Sie, was ich meine?*
*Ihr Gegenüber fürchtet den Tod,*
*dem er durch Sie*
*als Möglichkeit begegnet.*
*Ihre Opfer können Sie*
*gar nicht erlösen.*
*Sie bellen den falschen Baum an,*
*wie die Engländer es formulieren,*
*die ja einen wunderbaren Sinn haben*
*für schwarzen Humor.*

*Wenn Sie diese Leere, die in Ihnen haust*
*wie ein gieriges Ungeheuer,*
*wirklich stillen wollen,*
*dann stellen Sie sich nur mal 5 Minuten neben jemanden,*
*der vor dem Tod keine Angst hat.*
*Halten Sie es nur mal 5 Minuten in dessen Nähe aus.*
*Und danach sprechen wir weiter.*

## *Anmerkungen*

1) Hermann, 2021, S. 287.
2) Freud, 2020.
3) Robespierre am 7. Mai 1794, https://de.alphahistory.com/frenchrevolution/robespierre-virtue-terror-1794/
4) Statista, https://de.statista.com/statistik/daten/studie/156902/umfrage/sterbefaelle-in-deutschland/
5) Statista, https://de.statista.com/statistik/daten/studie/156902/umfrage/sterbefaelle-in-deutschland/
6) Grimm, 1984.
7) Blume, 2003.
8) Dalferth, 2006, S. 4.
9) Dalferth, 2006, S. 4.
10) Safranski, 2008, S. 23.
11) Safranski, 2008, S. 26.
12) Vgl. Safranski 2008.
13) Die sieben Todsünden im Straßenverkehr, in: Verkehrsrecht, 2020, www.rueden.de/blog/verkehrsrecht/die-sieben-todsuenden-im-straßenverkehr
14) v. Brück 2007.
15) Groening, 1983, S. 58.
16) Mitchell, zit In: Niebauer 2021, S. 125.
17) Vgl. Rothenberger et al., 2008.
18) Vgl. Bindt et al., 2008.
19) Vgl. Bindt et al., 2008.
20) Vgl. Vloet et al., 2006.
21) Vgl. Herpertz-Dahlmann et al., 2008.
22) Vgl. von Salisch, 2008.
23) Gross, 1998, zit. in: von Salisch, 2008, S. 195.
24) Von Salisch, 2008.
25) Wendler, 2005.
26) Bussmann, 2005.
27) Pfeiffer et al., 1999.
28) Grawe, 2004.
29) Vgl. Grawe, 2004.

30) Grawe, 2004.
31) Vgl. Zobel, 2005.
32) Vgl. Zobel, 2005.
33) Kandel, 2006.
34) Bronisch, 2000.
35) Herpertz et. al., 2008.
36) Herpertz et al., 2008.
37) Banaschewski et al., 2017.
38) Theophrast 2000, S. 37.
39) BGH NStZ 2000, S. 578; 2003, S. 201.
40) Vloet et al., 2006.
41) Akthar und Zoltani, 2017.
42) Schneider, 1950, S. 31.
43) Freud, 1908, 1974.
44) Saimeh, 2012.
45) Rauchfleisch, 1999.
46) Kohlberg, 1997.
47) Heitmeyer et al., 1998.
48) Japp, 2003, S. 54 – 87.
49) Novalis, Fragmente S. 318 – 321.
50) Gruen, 2002.
51) Gruen, 2002.
52) Arendt, zit. nach: Heuer 2008.
53) Niebauer, 2021.
54) Omer et al., 2007.
55) Omer et al., 2007.
56) Omer et al., 2007.
57) Omer et al., 2007, S. 48 ff.
58) Osama bin Laden am 12.11.2002 über den Sender Al Dschasira.
59) Richard im Gespräch mit Singer, 2017, S. 146 – 148.
60) Milgram, 1982.
61) Neubacher, 2021.
62) Neubacher, 2021. S. 204.
63) Zimbardo, 2008.

## *Literatur*


- S. Akthar, J. Zoltani: Soziokulturelle Aspekte der Antisozialen Persönlichkeitsstörung. In: B. Dulz, P. Briken, O. Kernberg, U. Rauchfleisch: Handbuch der antisozialen Persönlichkeitsstörung. Schattauer, Stuttgart 2017.
- H. Arendt: Über das Böse. Eine Vorlesung zu Fragen der Ethik. Piper Verlag, München 3. Aufl. 2009.
- T. Banaschewski, K. Becker, M. Döpfner, M. Holtmann, M. Rösler, M. Romanos: Aufmerksamkeitsdefizit-/Hyperaktivitätsstörung. Eine aktuelle Bestandsaufnahme. Deutsches Ärzteblatt Jg. 114, Heft 9. 3. März 2017, S. 149 – 158.
- Z. Baumann: Die Krise der Politik. Fluch und Chance einer neuen Öffentlichkeit. Hamburger Edition, Hamburg 2000.
- Die Bibel. Luther-Übersetzung. Deutsche Bibelgesellschaft, Stuttgart 2001.
- Th. Blume: Böses. In: W. D. Rehfus (Hrsg.): Handwörterbuch Philosophie, Vandenhoeck & Ruprecht 1. Auflage 2003, UTB online-Version des Wörterbuchs.
- T. Bronisch: Persönlichkeitsstörungen. In: H-J. Möller, M. Laux, H. P. Kampfhammer (Hrsg.): Psychiatrie und Psychotherapie. Springer, Berlin, Heidelberg, New York 2003, S. 1523 – 58.
- M. v. Brück: Einführung in den Buddhismus. Verlag der Weltreligionen, Berlin 2007
- Martin Buber (1923): Ich und Du . Philipp Reclam, Stuttgart 2001.
- Bundesministerium für Familie, Senioren, Frauen und Jugend: Lebenssituation, Sicherheit und Gesundheit von Frauen in Deutschland. Ergebnisse einer repräsentativen Untersuchung zu Gewalt gegen Frauen in Deutschland. Bundesministerium für Familie, Senioren, Frauen und Jugend, Berlin 4. Aufl. 2012.
- K.-D. Bussmann: Verbot elterlicher Gewalt gegen Kinder – Auswirkungen des Rechts auf gewaltfreie Erziehung. In: G. Deegener, W. Körner (Hrsg.): Kindesmisshandlung und Vernachlässigung. Ein Handbuch. Hogrefe-Verlag, Göttingen 2005.
- Dalai Lama: Einführung in den Buddhismus. Die Harvard-Vorlesungen. Herder Verlag, Freiburg 23. Aufl. 2011.
- I. U. Dalferth: Das Böse. Essay über die Denkform des Unbegreiflichen. Mohr und Siebeck, Stuttgart 2006.

- M. Ebner-Eschenbach: Aphorismen. Insel Verlag, Frankfurt/Main 1987.
- S. Freud (1908): Die kulturelle Sexualmoral und die moderne Nervosität. Studienausgabe Band IX, Fischer, Frankfurt/Main 1974.
- S. Freud (1920): Jenseits des Lustprinzips. In: Studienausgabe Bd. III: Psychologie des Unbewussten. Fischer, Frankfurt/Main1975, S. 213 – 272.
- K. Grawe: Neuropsychotherapie. Hogrefe-Verlag, Göttingen 2004.
- J. Grimm, W. Grimm: Deutsches Wörterbuch. Dtv München 1984 (Photomechanischer Nachdruck der deutschen Erstausgabe von 1860).
- Lies Groening: Die lautlose Stimme der einen Hand. ZEN-Erfahrungen in einem japanischen Kloster. Econ, Düsseldorf 1983.
- K. Grossmann, K. E. Grossmann: Elternbindung und Entwicklung des Kindes in Beziehungen. In: B. Herpertz-Dahlmann, F. Resch, M. Schulte-Markwort, A. Warnke: Entwicklungspsychiatrie. Biopsychologische Grundlagen und die Entwicklung psychischer Störungen. Schattauer, Stuttgart 2. Aufl. 2008.
- A. Gruen: Der Fremde in uns. Dtv, München 2002.
- Habermeyer, E.: Die Maßregel der Sicherungsverwahrung: Forensisch-psychiatrische Bedeutung, Untersuchungsbefunde und Abgrenzung zur Maßregel gemäß § 63 StGB. In: H. Saß., H. Sauer & F. Müller-Spahn (Hrsg.). Monographien aus dem Gesamtgebiete der Psychiatrie. Steinkopff, Springer, Berlin 2008
- Habermeyer, E. (2015). Die Sicherungsverwahrung. In: F. Häßler, N. Nedopil, W. Kinze (Hrsg.): Praxishandbuch Forensische Psychiatrie: Grundlagen, Begutachtung, Interventionen im Erwachsenen-, Jugendlichen- und Kindesalter. S. 553 – 563. Berlin: MWV.
- S. C. Herpertz, H. Saß, B. Herpertz-Dahlmann: Temperament und Persönlichkeit. In: B. Herpertz-Dahlmann, F. Resch, M. Schulte-Markwort, A. Warnke: Entwicklungspsychiatrie. Biopsychologische Grundlagen und die Entwicklung psychischer Störungen. Schattauer, Stuttgart 2. Aufl. 2008.
- R. D. Hare: Hare Psychopathy Checklist-Revised (PCL-R). 2. Aufl. Multi-Health-Systems Toronto Ontario 2003.
- M. Herrmann: Das unbestimmte Ich. Selbstbewusstsein, Leiblichkeit und Persistenz. Brill, Paderborn 2021.
- W. Heuer: Hannah Arendt über das Böse im 20. Jahrhundert. In: D. Horster: Das Böse neu denken. Velbrück Wissenschaft, Weilerswist 2008.

- Japp, K. P. (2003). Zur Soziologie des fundamentalistischen Terrorismus. Soziale Systeme, 9 (1), S. 54 – 87.
- E. R. Kandel (2006): Auf der Suche nach dem Gedächtnis. Die Entstehung einer neuen Wissenschaft des Geistes. Siedler, München, 2006.
- L. Kohlberg: Die Psychologie der Moralentwicklung. Suhrkamp, Frankfurt/Main 2. Aufl. 1997.
- I. Magadan: Tacheles für Sadisten. Aus: Gelächter – kreuzförmig. Gedichte. Unveröffentlichtes Manuskript, 2021. https://www.ingnahl-magadan.de/
- S. Milgram: Das Milgram-Experiment. Zur Gehorsamsbereitschaft gegenüber Autorität. Rowohlt, Reinbek 1982.
- Heinz Müller-Pozzi: Psychoanalytisches Denken. Eine Einführung. 3. erweiterte Auflage, Nachdruck. Hans Huber, Bern 2004.
- N. Nedopil: Prognosen in der Forensischen Psychiatrie. Ein Handbuch für die Praxis. Pabst Verlag, Lengerich 2005.
- F. Neubacher: Das „Böse", das „Gute" und vor allem das [sic] dazwischen. In: A. Ruch, T. Singelstein: Auf neuen Wegen. Kriminologie, Kriminalpolitik und Polizeiwissenschaft aus interdisziplinärer Perspektive. Festschrift für Thomas Feltes zum 70. Geburtstag. Duncker & Humblot, Berlin 2021, S. 197 – 206.
- Novalis: Werke in zwei Bänden. Bd. II. Könemann Verlagsgesellschaft, Hagen 1996.
- H. Omer, N. Alon, A. von Schlippe (2007). Feindbilder. Psychologie der Dämonisierung. Vandenhoeck & Ruprecht, Göttingen 2007.
- C. Pfeiffer, P. Wetzels, D. Enzmann (1999): Innerfamiliäre Gewalt gegen Kinder und Jugendliche und ihre Auswirkungen. Hannover. Forschungsberichtet des Kriminologischen Forschungsinstituts Niedersachsen e. V., http://hdl.handle.net/10900/85463, http://dx.doi.org/10.15496/publikation-26853
- G. Postel: Doktorspiele – Geständnisse eines Hochstaplers. Goldmann Verlag, München 2003.
- U. Rauchfleisch: Außenseiter der Gesellschaft. Psychodynamik und Möglichkeiten zur Psychotherapie Straffälliger. Vandenhoeck & Ruprecht, Göttingen 1999.
- J. C. Rüegg: Mind & Body. Wie unser Gehirn die Gesundheit beeinflusst. Schattauer, Stuttgart 2021.

- Saimeh, Nahlah: Biologische und psychodynamische Aspekte der Dissozialität im Einklang. In: B. Wischka, W. Pecher, H. van den Boogaart (Hrsg.): Behandlung von Straftätern. Centaurus, Herbolzheim 2012, S. 351 – 364.
- W. Singer, M. Ricard: Jenseits des Selbst. Dialoge zwischen einem Hirnforscher und einem buddhistischen Mönch. Suhrkamp, Berlin 2017.
- K. Schneider (1923): Die psychopathischen Persönlichkeiten. In: G. Aschaffenburg (Hrsg.): Handbuch der Psychiatrie. Spezieller Teil, 7. Abt., 1. Teil. Deuticke, Leipzig; 2. wes. veränd. Aufl. 1928 und zuletzt 9. Aufl. 1950., S. 31
- G. Schütze, G. Schmitz: Strafrechtliche Verantwortlichkeit, Strafreife und schädliche Neigungen. In: R. Lempp, G. Schütze, G. Köhnken (Hrsg.): Forensische Psychiatrie und Psychologie des Kindes- und Jugendalters. Steinkopff, Darmstadt 2003.
- Theophrast: Charaktere. Insel Verlag, Frankfurt/Main 2000.
- T. Vloet, B. Herpertz-Dahlmann, S. Herpertz: Prädiktoren dissozialen Verhaltens. Periphere psychophysiologische Befunde bei Kindern und Erwachsenen mit Störungen des Sozialverhaltens. Nervenarzt 7. Springer Verlag Berlin, Heidelberg 2006.
- E. Wendler: Kindesmisshandlung und Vernachlässigung in Migrantenfamilien. In: G. Deegener, W. Körner (Hrsg.): Kindesmisshandlung und Vernachlässigung. Ein Handbuch. Hogrefe, Göttingen, 2005.
- S. Wild: Der Böse und das Böse im Koran. In: K. Berger, H. Herholz, U. Niemann (Hrsg.): Das Böse in der Sicht des Islam. Verlag F. Pustet, Regensburg 2009.
- Zimbardo: „Der Luzifer Effekt. Die Macht der Umstände und die Psychologie des Bösen“. Springer Spektrum Verlag, Heidelberg, deutsche Ausgabe 2008, 2012.
- M. Zobel: Misshandlung und Vernachlässigung durch süchtige Eltern. In: G. Deegener, W. Körner (Hrsg.): Kindesmisshandlung und Vernachlässigung. Ein Handbuch. Hogrefe, Göttingen, 2005.